AF312592

TRAITÉ PRATIQUE

DES PROPRIÉTÉS CURATIVES

DES

EAUX THERMALES SULFUREUSES

D'AIX - LA - CHAPELLE

ET

DU MODE DE LEUR EMPLOI

PAR

L. WETZLAR, D. M.,

MÉDECIN AUX EAUX D'AIX - LA - CHAPELLE, MEMBRE DE PLUSIEURS SOCIÉTÉS
SAVANTES.

BONN.

HENRY & COHEN,

LIBRAIRES-ÉDITEURS.

1856.

A l'honorable

Société d'Hydrologie Médicale

de Paris.

La savante Compagnie est priée de bien vouloir accepter ce traité comme petite coopération à ses travaux de la part d'un membre correspondant.

Aix-la-Chapelle, le 24 avril 1856.

L'auteur.

AVANT-PROPOS.

Le but de ce petit livre est indiqué par son titre. Je n'y voulais donner ni plus ni moins qu'un abrégé de ce qu'une assez riche expérience gagnée pendant les vingt-trois années que j'exerce la médecine à Aix-la-Chapelle, m'a appris sur les effets de ses thermes et sur les principes à suivre dans leur emploi.

J'ai fait de mon mieux pour donner une description claire et nette des effets produits par ces eaux sur l'organisme malade, et j'ose espérer que le lecteur impartial au moins ne m'accusera pas ni d'en avoir exagéré les vertus ni d'en avoir célé les désavantages. Il est malheureux qu'un médecin résidant dans un lieu de bains soit en danger d'exciter certains soupçons pour avoir écrit un livre sur des sources dont personne ne peut mieux que lui connaître les propriétés; la peur de voir leurs intentions mal interprétées, empêche certainement beaucoup de médecins habiles pratiquant aux eaux de publier leurs observations. Cette crainte ne dut, cependant, pas me retenir, car il était devenu presque un devoir impérieux pour moi d'écrire ce peu de feuilles que je vais offrir au public médical. La plus forte majorité de ma clientèle parmi les visiteurs des sources d'Aix-la-Chapelle étant constituée

*

de malades confiés à mes soins par des confrères éloignés de ces eaux, il ne m'est pas permis
de considérer l'expérience retirée de la bienveillance
de mes collègues, comme appartenant à moi seul.
Aussi je ne fais que m'acquitter d'une dette envers
eux en leur donnant un compte-rendu des observations pour lesquelles je leur suis en grande partie
redevable, et un exposé des principes qui me gui-
dent dans le traitement de leurs malades.

Voulant présenter ce petit ouvrage à la *Société
d'Hydrologie médicale* de *Paris* en témoignage de
ma reconnaissance pour l'honneur que la savante
compagnie a bien voulu me faire l'année dernière
en me recevant parmi ses membres correspondans,
j'ai dû préférer l'écrire en français. Du reste il y a
à présent *vingt-sept ans* passés, que le dernier mo-
nographe français écrit sur cette matière par un
médecin ait quitté la presse. Or après un si long
intervalle les effets des eaux thermales d'Aix-la-
Chapelle méritent bien d'être discutés de nouveau
dans une langue qui est le bien commun de toutes
les nations. Je ne me suis pas fait illusion sur
les difficultés que j'aurais à surpasser en me ser-
vant d'une langue qui n'est pas ma langue mater-
nelle, mais je comptais trouver les lecteurs français assez indulgens à me pardonner les germanis-
mes qu'ils ne manqueraient pas de rencontrer dans
ces feuilles.

J'ai tâché de fonder la description des effets des
thermes sur des faits précis attentivement observés.
Quant au mode d'action des eaux, je n'ai pas es-

sayé de l'expliquer, ni par des théories forcées ni par des analyses chimiques des liquides sécrétés des reins ou de la peau. Pour que les analyses des urines ou des sueurs puissent avancer la connaissance des changemens produits dans la composition du sang par l'emploi des eaux minérales, il faut que ces recherches analytiques soient faites avec la plus grande exactitude et qu'elles soient continuées pour longtemps chez un grand nombre de malades soumis à une surveillance attentive et ininterrompue — conditions, qui ne seraient à remplir que par les forces réunies de plusieurs investigateurs travaillant de commun dans un hôpital destiné à recevoir des baigneurs indigens. Quelque peu d'analyses ne fourniraient que des résultats très-peu concluans, dont la thérapeutique ne saurait aucunement profiter.

Plusieurs auteurs de livres traitant de sources minérales, en voulant expliquer le mode d'action, se sont donné la peine de suivre la liste des matières contenues dans l'eau d'après l'analyse chimique; et après avoir discuté l'effet particulier de chaque substance comprise dans la source ils sont parvenus enfin à considérer l'effet de leur eau minérale dans sa totalité. Je n'ai pas jugé convenable de suivre ce chemin ardu qui, à part les difficultés dont il est encombré, offre trop d'occasion de s'égarer. Il m'a semblé, que la question n'est pas encore jugée, si les propriétés médicales des eaux minérales sont tout-à-fait les mêmes que celles, que possèdent les matières isolées qui entrent dans leur composition; et je crois que le mode d'action d'un grand nombre des substances contenues dans une eau minérale est trop peu connu pour fonder là-dessus la connaissance de l'effet total de la source. C'est pour ces raisons que je me suis contenté de décrire les sensations éprouvées par les malades subissant la médication thermale, d'enrégistrer les changemens produits dans leur état par l'emploi des eaux et de donner raison des principes à suivre dans leur administration.

Mon but principal était de démontrer dans quelles maladies les thermes peuvent être employés avec avantage et où on doit les redouter. Il m'a semblé utile d'élucider parfois la description des effets des eaux par des relations de cas intéressans observés par moi. J'aurais facilement pu en augmenter le nombre, mais j'avais peur de fatiguer le lecteur. Désirant que cet ouvrage soit lu par des praticiens, je ne devais pas abuser de leur temps. Les égards que j'ai cru devoir prendre au temps de mes lecteurs m'ont également décidé à ne donner ces récits qu'en esquisse. J'ai cru, cependant, que je réussirais mieux à faire saillir les points essentiels étant court, qu'en engorgeant mes relations d'un détail minutieux.

J'ai omis d'ajouter un chapitre sur le régime à suivre pendant le traitement thermal. Etant convaincu que les règles diététiques à donner aux baigneurs doivent varier d'après les maladies, les constitutions et les habitudes, j'aurais été obligé d'écrire presque un traité complet de diététique générale, si je voulais donner quelque chose de satisfaisant. Du reste le régime des baigneurs ne peut être que conforme aux principes généraux de diététique.

D'après ce que j'ai dit sur le but que j'avais en vue en écrivant ce livre, je puis bien me passer de faire des excuses de ce que je n'ai pas jugé nécessaire d'ajouter des chapitres sur d'autres matières qui puissent intéresser les baigneurs. J'ai cru, qu'en limitant le terrain de ce livre je pouvais donner plus de soins à son élaboration; et je prie le lecteur de ne pas vouloir le juger d'après ce qui lui manque, mais d'après ce qu'il contient.

Aix-la-Chapelle en avril 1856.

L'auteur.

TABLE DES MATIÈRES.

CHAPITRE I.

Sur les qualités physiques et chimiques des thermes sulfureux et sur les établissemens de bains d'Aix-la-Chapelle.

Un goût de sel marin, de matières alkalines et de soufre distingue toutes les sources chaudes d'Aix-la-Chapelle.

On distingue quatre sources principales. La source dite de *l'Empereur* est celle, dans laquelle le goût et l'odeur de soufre sont le plus prononcé.

La température des thermes est de 45,4 à 55 dégrés C. L'eau venant d'être puisée est claire et sans couleur. Elle rougit alors le papier de tournesol. Etant exposée à l'air pour quelque temps elle se trouble, sa réaction devient alkaline, et il se forme un dépôt. Par un contact prolongé avec l'air elle perd toute son odeur et son goût sulfureux.

Les sources sont divisées entre les sources *hautes* et les sources *basses*. Les premières jaillissent dans la rue „*Buchel*" et le „*Marché au beurre*"; elles alimentent les maisons de bains adjacentes et la *Fontaine Elise*. Les sources basses fournissent l'eau thermale aux maisons de bains de la rue Compesbad et du Damengraben.

Les premières sont d'une température plus élevée et renferment les matières fixes et volatiles en plus grande quantité, que celles-ci.

Les sources *hautes* sont celles de *l'Empereur* et de *St. Quirin*. Les sources *basses* sont celle du *bain de la Rose* et celle de *St. Corneille*.

La première bonne analyse de ces sources fut faite en 1829 par un chimiste distingué d'Aix-la-Chapelle, feu le Dr. *Monheim*. Elles furent analysées depuis, en 1851, par M. de *Liebig*.

D'après lui la température

	degrés du thermomètre.		
	C.	R.	F.
de la source de *l'Empereur* est de	55	44	131
„ „ „ „ *St. Quirin*	49,6	39,7	121,8
„ „ „ du *bain de la Rose*	47	37,6	116,6
„ „ „ de *St. Corneille*	45,4	36,3	113,7

La pésanteur spécifique

de la source de *l'Empereur* est..... 1,00349
„ „ „ „ *St. Quirin*......... 1,00327
„ „ „ du *bain de la Rose*.... 1,00315
„ „ „ de *St. Corneille*....... 1,00305

Tableau analytique des principes contenus dans les sources thermales d'Aix-la-Chapelle d'après M. de Liebig.

Un Kilogramme contient:

	Parties fixes.	Source de l'empereur.	Source St. Corneille.	Source du bain de la Rose.	Source St. Quirin.
a. En quantité pondérable.	Chlorure de sodium	2,63940	2,46510	2,54588	2,59595
	Bromure de sodium	0,00360	0,00360	0,00360	0,00360
	Jodure de sodium	0,00051	0,00048	0,00049	0,00051
	Sulfure de sodium	0,00950	0,00544	0,00747	0,00234
	Carbonate de soude	0,65040	0,49701	0,52926	0,55267
	Sulfate de soude	0,28272	0,28664	0,28225	0,29202
	Sulfate de potasse	0,15445	0,15663	0,15400	0,15160
	Carbonate de chaux	0,15851	0,13178	0,18394	0,17180
	Carbonate de magnésie	0,05147	0,02493	0,02652	0,03346
	Carbonate de protoxide de fer	0,00955	0,00597	0,00597	0,00525
	Silice	0,06611	0,05971	0,05930	0,06204
	Matière organique	0,07517	0,09279	0,09151	0,09783
	Carbonate de lithine	0,00029	0,00029	0,00029	0,00029
	Carbonate de strontiane	0,00022	0,00019	0,00027	0,00025
b. En quantité impondérable.	Carbonate de protoxyde de manganèse	—	—	—	—
	Phosphate d'alumine	—	—	—	—
	Fluorure de calcium	—	—	—	—
	Ammoniaque	—	—	—	—
	Total des parties fixes	4,10190	3,73056	3,89075	3,96961

*Une livre de **7680** grains contient:*

Parties fixes en grains.	Source de l'empereur.	Source St. Corneille.	Source du bain de la Rose.	Source St. Quirin.
Chlorure de sodium	20.2705	18.9339	19,5520	19,9369
Bromure de sodium	0.0276	0.0276	0.0276	0.0276
Jodure de sodium	0,0040	0.0037	0.0038	0,0039
Sulfure de sodium	0,0729	0.0418	0,0574	0.0180
Carbonate de soude	4.9950	3,8170	4,0647	4.2444
Sulfate de soude..................	2.1712	2.2014	2.1757	2,2427
Sulfate de potasse	1,1861	1,2039	1,1827	1.1643
Carbonate de chaux	1.2173	1.0121	1.4125	1.3294
Carbonate de magnésie	0.3952	0.1917	0.2036	0 2569
Carbonate de strontiane...........	0.0016	0,0015	0.0021	0.0019
Carbonate de protoxyde de fer	0,0733	0,0458	0,0458	0.0403
Silice	0,5077	0.4586	0,4554	0.4764
Matière organique................	0,5773	0.7126	0.7028	0.7513
Carbonate de protoxyde de manganèse	—	—	—	—
Phosphate d'alumine..............	—	—	—	—
Fluorure de calcium	—	—	—	—
Carbonate de lithine..............	0,0022	0.0022	0.0022	0.0022
Ammoniaque	—	—	—	—
Total des parties fixes en grains ...	31,5019	28,6538	29,8883	30,4963

Parties volatiles.

A. Gaz absorbé par l'eau.

Cent volumes du gaz gagné par coction dans le vide contiennent:

Gaz absorbé.	Source de l'empereur.	Source St. Corneille.	Source du bain de la Rose.	Source St. Quirin.
Azote...........................	9,00	7,79	9,14	6,41
Gaz acide carbonique.............	89,40	92,21	90.31	93.25
Gaz hydrogène proto-carboné......	0,37	indéfinissable	0,55	0 26
Sulfure d'hydrogène	0,00	0,00	0,00	0,00
Oxygène.........................	1,23	0.00	0.00	0.08
	100,00	100,00	100,00	100,00

B. Gaz ascendant dans l'eau.

Cent volumes contiennent:

Gaz ascendant.	Source de l'empereur.	Source St. Quirin.
Azote...	66,98	81.68
Gaz acide carbonique..............................	30.89	17.60
Gaz hydrogène proto-carboné......................	1.82	0.72
Sulfure d'hydrogène...............................	0,31	0 00
Oxygène..	0.00	0.00
	100.00	100.00

Volume du gaz absorbé.

(En centimètres cubiques.)

Mille centimètres cubiques (un litre) de l'eau des sources contiennent du gaz gagné par coction dans le vide à 0° et à une pression de 760 Mm.

Gaz absorbé.	Source de l'empereur.	Source St. Corneille.	Source du bain de la Rose.	Source St. Quirin.
Azote..........................	12.78	12.54	14.71	7.31
Gaz acide carbonique.............	126.94	148.46	145.40	106.30
Gaz hydrogène proto-carboné......	0,52	Indéfinissable	0.89	0.30
Sulfure d'hydrogène..............	—	—	—	—
Oxygène......................	1.76	—	—	0,09
Total en centimètres cubiques......	142,00	161,00	161,00	114,00

Volume total du gaz acide carbonique absorbé.

(En centimètres cubiques.)

Mille centimètres cubiques (un litre) de l'eau contiennent à 0° et à une pression de 760 Mm.

	Source de l'empereur.	Source St. Corneille.	Source du bain de la Rose.	Source St. Quirin.
Gaz acide carbonique libre et à demi lié	251,5	283	252	154

La source de l'Empereur fournit l'eau à la fontaine Elise qui n'est destinée qu'à l'usage interne, au bain de l'Empereur, au bain neuf et au bain de la reine d'Hongrie; celle de St. Quirin au bain du même nom. La source du bain de la Rose fournit l'eau à la maison de bains de la Rose et au bain des pauvres; celle de St. Corneille aux bains St. Corneille et St. Charles.

L'analyse chimique a démontré, que toutes ces sources ont la même composition chimique. Elles ne diffèrent entre elles que par la quantité des substances qu'elles contiennent et par leur température. Cependant cette différence est assez importante pour que le médecin la considère sérieusement qnand il s'agit d'indiquer la source la plus convenable dans le cas donné.

Les maisons de bains sont pourvues de réservoirs pour refroidir l'eau thermale, de vastes baignoires en pierre comfortables plus ou moins élégantes, d'appareils à douche et de bains de vapeur. Les baignoires sont en communication avec les sources et avec les réservoirs. Pendant que l'eau venant de la source entre la baignoire sans avoir perdu beaucoup de sa température, le tuyau qui est en communication avec le réservoir amène de l'eau sulfureuse refroidie. La température des thermes étant trop élevée pour permettre de s'y baigner, on apprête les bains en mêlant l'eau refroidie du réservoir avec celle qui vient de la source ou en remplissant les baignoires quelques heures avant que les bains soient pris.

On vante à juste titre l'appareil de douche et la manière de l'administrer à Aix-la-Chapelle comme étant des mieux organisés. L'eau qui doit servir aux douches est refroidie à une température de 38 à 32° C. d'après les circonstances.

Une caisse de plomb est placée de manière à donner à l'eau sulfureuse qui la remplit, une pente de huit à neuf mètres. En passant par des conduits de plomb terminant en tuyaux flexibles de cuir l'eau arrive aux baignoires. — Les personnes, qui appliquent les douches aux baigneurs, connues sous le nom de *frotteurs* et de *frotteuses*, savent manier le tuyau d'après le but que le médecin envisage. La colonne d'eau lancée perpendiculairement est naturellement plus excitante, que quand elle est dirigée sous un angle obtus. Chez des personnes sensibles les frotteurs savent diminuer la force de la douche en interrompant le courant par l'interposition de la main. L'ouverture du tuyau n'est pas moins importante. En la prenant plus ou moins large on agrandit ou diminue la circonférence de la colonne d'eau. Le courant qui est concentré à l'embouchure, par laquelle il passe, irrite plus que quand il est divisé en petits ruisseaux par une embouchure en forme d'arosoir. Les frotteurs d'Aix-la-Chapelle ont acquis une grande réputation pour leur dextérité en donnant la douche et leur adresse à frotter les parties souffrantes, à les masser, à étendre et fléchir les membres contractés. Les douches sont combinées avec les bains; en général on prend d'abord un bain de courte durée, on se fait doucher ensuite, après quoi on reste encore quelque temps au bain. La durée du bain préparatoire, de la douche et l'espace du temps que l'on reste au bain après la douche, doivent varier d'après la maladie et les autres circonstances données. Une autre sorte de douche, la douche ascendante, est également très-efficace. Elle s'applique avantageusement dans les maladies du rectum, du vagin et de la matrice.

Les *vapeurs* se développant de la source nous donnent une autre manière d'administrer les eaux. Dans les bains de vapeur le malade est assis au-dessus d'une ouverture, qui est en communication avec la source. Il est entouré d'une boîte qui ne laisse sortir que sa tête, de sorte que les vapeurs ne peuvent échapper. Ayant resté plus ou moins longtemps dans la boîte le malade est mis dans un lit bien bassiné près du bain de vapeur. Les sueurs provoquées par les vapeurs deviennent encore plus abondantes dans le lit. La durée du bain et du séjour au lit dépend de l'état du malade.

Outre ce bain de vapeur une des maisons de bains, le bain *neuf*, possède encore un autre, où tout le corps, y compris la tête, est exposé aux vapeurs. C'est surtout dans les maladies des organes respiratoires que cette sorte de bain de vapeur est préférable. Il y a en outre dans les maisons de bains des appareils pour l'administration locale des vapeurs.

CHAPITRE II.

Sur les effets des thermes et sur la manière de les employer.

A l'instar d'autres médicamens efficaces, les thermes d'Aix-la-Chapelle sont préconisés dans des maladies qui en apparence n'ont que très peu de commun entre elles. Aussi singulier que cela paraisse, il n'est pas le moins du monde difficile à expliquer. D'abord des maladies hétérogènes en apparence proviennent souvent de la même cause; par conséquent un agent thérapeutique, pourvu qu'il lutte directement contre celle-ci, peut guérir des états morbides différens qui n'en sont que les suites. Une suppression de la transpiration, par exemple, peut provoquer tout aussi bien un rhumatisme qu'une maladie cutanée, aussi bien une paralysie qu'une névralgie, et comme les thermes rendent la peau plus active, ils doivent être salutaires dans des cas de maladies très opposées même, pourvu que celles-ci émanent d'une perturbation des fonctions de la peau.

De même manière ensuite que de différentes maladies aiguës se guérissent par les mêmes crises, la guérison de maux chroniques très-dissemblables entre eux se fait assez souvent par une augmentation ou un changement de la même sécrétion; ce que nous voyons précisement se passer chez les malades soumis au traitement thermal d'Aix-la-Chapelle.

En variant enfin la manière d'administrer les eaux d'après la nature différente des cas, en préscrivant l'usage interne à lui seul chez un malade, en traitant un autre par des bains simples, un troisième par des douches, un quatrième par des bains de vapeur, en combinant ces moyens curatifs ou en alternant avec eux, nous obtenons des résultats autrement impossibles.

Le mode d'administration étant de la dernière importance pour que les eaux puissent agir favorablement, je préfère en parler d'abord.

Ainsi la *première* partie de ce chapitre contiendra un aperçu des différentes manières d'administrer les thermes, chacune considérée pour elle en en signalant les effets; la *seconde* sera réservée a des remarques sur les effets du traitement en général.

PARTIE I.

Les différentes manières d'administrer les thermes et leurs effets.

1. Emploi interne des eaux.

L'eau de la fontaine *Elise* venant de la source la plus forte — celle de *l'Empereur* — est généralement préférée pour l'usage interne. Il n'y a que peu de personnes qui se sentent d'abord de la répugnance pour cette eau; en général on aime à en boire, et ceux même qui auparavant montraient de l'aversion finissent par la prendre avec plaisir. Presque chaque malade venant de boire ses verres d'eau s'aperçoit d'une sensation de chaleur agréable à l'estomac, qui finit par se répandre sur tout le corps. Quand l'emploi des eaux à l'intérieur est vraiment indiqué — et pour le moment je ne parle que de ces cas — il ne s'en suit ni éructation ni nausée et le buveur ne ressent aucune plénitude à l'estomac, et voit son appétit augmenter. Si l'on excepte l'impression légère faite sur le pouls par l'exercice que l'on prend en buvant, il sera bien difficile à découvrir un changement notable dans la circulation, car il ne faut que quelque peu de momens de repos après avoir pris le dernier verre, pour voir le pouls reprendre son rhythme antérieur. (Ce n'est qu'après avoir pris les eaux pour un espace de temps plus ou moins long, quand la constitution commence à éprouver l'impression faite sur elle par la médication thermale, que la circulation commence à manifester la vertu tonique des eaux, et qu'un pouls auparavant faible gagne de force et de plénitude.) La transpiration s'augmente graduellement, et peut devenir très abondante même. La sécrétion des urines devient plus active, et leur composition se change. Surtout s'il y a eu tendance à la formation d'acide urique, on le voit disparaître graduellement et les urines devenir claires. Il est tout simple, que là où la transpiration est surabondante, il ne s'observe pas d'augmentation des urines.

L'eau exerce une influence salutaire sur les membranes muqueuses des organes respiratoires, en en diminuant la sensibilité excessive et la sécrétion anomale. L'eau minérale est généralement facile à digérer; mais elle est nuisible dans des cas d'inflammation de la membrane muqueuse de l'estomac, et quand celui-ci est surchargé de crudités — de bile, de mucus etc. — Sans agir comme apéritif l'eau thermale procure des garderobes regulières. Je suis d'autant plus tenté d'attribuer cet effet à une augmentation de force des membranes musculaires des intestins, que j'ai eu l'occasion de constater l'action tonique des eaux sur le système musculaire en général, soit qu'elles fussent administrées tant à l'intérieur qu'à l'extérieur, ou qu'elles ne fussent employées qu'en bains. Dans quelques cas, cependant, surtout quand l'augmentation de quantité des urines ou de la sueur a lieu très vite, il s'observe une constipation légère.

Il faut bien qu'un agent thérapeutique, dont les propriétés toniques sont constatées, qui augmente la transpiration et rend les urines plus abondantes, en changeant en même temps leur nature, exerce une grande influence sur la composition du sang. Certes, le changement qui s'opère dans la composition du sang par le traitement thermal ne peut pas être prouvé directement, car il faudrait pour cela bon nombre d'exactes analyses chimiques des matières éliminées du sang par les sueurs et les urines. Mais je pense que l'observation nous donne chaque jour des preuves suffisantes de l'influence des eaux sur le sang, car si nous voyons les effets des eaux dans la scrofule, dans les cachexies métalliques, dans la goutte etc., il ne nous sera pas permis de douter de leurs qualités altérantes.

Pour ce qui regarde la *quantité* d'eau thermale qui doit être prise, il sera toujours prudent de commencer par petite dose, 150 à 300 grammes (5 à 10 onces), qui sera augmentée graduellement, si l'eau est bien supportée et si l'état du malade exige une plus forte dose. C'est surtout l'état de la circulation qu'il faut considérer s'il s'agit d'augmenter la quantité d'eau à prendre. Du moment où l'on observe une excitation du pouls on ne prescrira pas une plus forte dose et il sera même prudent de la diminuer. Si l'on voulait aller toujours en augmentant sans avoir égard à la circulation, on ne manquerait pas d'exposer ses malades à de grands dangers. Des fièvres thermales déterminées par des doses trop fortes sont loin d'exercer une influence salutaire, et diffèrent de beaucoup de ces fièvres thermales qui paraissent pendant un traitement thermal guidé avec précaution et ménagement. Comme on ne peut jamais prédire l'issue d'une crise violente amenée par un abus des thermes il vaut mieux tâcher d'arriver au but de la cure par un emploi modéré des sources.

L'état des organes de digestion doit être considéré également avant d'agrandir la dose. Si le malade se plaint d'une plénitude à l'estomac, quoique passagère, après avoir pris ses verres d'eau thermale, on se gardera bien de lui en faire boire un plus grand nombre. En général nous devons nous laisser guider par la maladie et la constitution du malade. Des personnes, par exemple, affectées d'une cachexie mercurielle ou saturnine auront besoin d'une plus forte dose que les goutteux; et des personnes à digestion faible ne devraient commencer que par de très-petites quantités. Les médecins du dix-septième et dix-huitième siècle montaient quelquefois à la dose de trois litres et plus, mais nous considérons aujourd'hui 30 à 40 onces (900 à 1200 grammes) comme assez forte dose et nous ne préscrivons 50 ou 60 onces que dans quelques cas exceptionnels. Feu le docteur Kortum a observé avec raison[*]: „Si l'eau prise en abondance ne passe pas très-vite, elle dérange la digestion; si au contraire elle excite trop fortement le besoin d'uriner, elle passe trop vite pour avoir quelque influence sur le sang. Si l'excès de l'eau procure des sueurs profuses ou du dévoiement, le malade s'en sentira affaibli."

L'eau ne se digère pas bien l'estomac étant plein. La plupart des malades doivent la prendre à jeun en promenant, laissant passer quelques minutes après chaque verre. Pour quelques malades, cependant, il est plus avantageux de prendre leur dose d'eau étant au lit. J'ai conseillé de faire de la sorte à des personnes au tempérament nerveux, à faible digestion et à ceux qui, en suite de longues souffrances, étaient trop épuisés pour un exercice matinal. Je n'ai eu qu'à me louer de cette précaution, car en leur faisant prendre l'eau de cette manière je suis parvenu à guérir des malades qui se trouvaient mal pour avoir pris l'eau en promenant. Dans quelques cas une seconde dose peut être prise à un moment où le dernier repas est déjà digéré et pas trop près du prochain repas.

L'eau peut être prise en toute saison, mais comme par malheur nous n'avons pas encore de promenade qui mette les buveurs à l'abri des rigueurs du temps, les malades qui restent ici pendant l'hiver sont forcés de prendre l'eau dans les maisons de bains.

---

[*] Kortum, die warmen Mineralquellen in Aachen. Dortmund 1817.

2. Emploi externe des eaux.

Pour l'usage à l'extérieur on se sert des thermes d'Aix-la-Chapelle en les employant comme bains ordinaires, bains de vapeur et bains à douche.

a. Bains ordinaires *).

Ces bains sont les plus efficaces et sont les mieux tolérés si on les fait prendre à une température convenable au malade. Nous sommes sûres de trouver la température convenable à *chaque* malade, si nous nous laissons guider par sa sensation. Le bain ne sera pas bien supporté, en tout cas il ne sera pas salutaire, si le baigneur ne s'y trouve pas parfaitement à son aise. Il ne doit ni frissonner ni ressentir aucune chaleur desagréable. Il paraît que l'imbibition de l'eau et des matières y contenues se fait le plus facilement dans un bain agréablement chaud. Comme les constitutions et les habitudes des malades sont si différentes, certainement la température ne peut pas être partout la même. J'ai eu des malades qui trouvaient un bain à 30° C. excessivement chaud, et d'autres qui grélottaient presque à 35°. En général on trouve les bains plus avantageux à une température de 30 à 35° C. La durée du bain doit être de même très-variable. Magendie a énoncé l'opinion, que le liquide ne pénétrait pas l'épiderme dans un bain de quinze à vingt minutes et qu'il fallait pour cela trois quarts d'heure au moins. Ayant vu assez bon nombre de cas, où je ne saurais m'expliquer les effets obtenus par des bains de courte durée que par l'imbibition, je suis plutôt tenté de croire que le temps nécessaire pour que l'absorption de l'eau ou des matières y contenues se fasse est très-variable **). Malheureusement il nous est encore impossible de prédire avec

---

*) Il sera bon d'observer ici, qu'en parlant des bains *ordinaires* ou *simples* nous entendons toujours des bains d'eau *sulfureuse*, voulant les distinguer ainsi des bains de vapeur et à douche.

**) Chez deux malades affectés d'atrophie musculaire progressive il fallait des bains de deux heures, tandis que deux autres souffrant du même mal ne devaient rester plus de 30 minutes au bain. Voyez plus bas.

certitude combien de temps il faudra dans chaque cas. Les
expériences que l'on a faites sur l'absorption dans les bains d'une
durée prolongée ne sont pas assez nombreuses et les résultats
n'en sont pas aussi incontestables pour pouvoir guider le médecin en dirigeant l'emploi des eaux. Les effets produits par
les bains et les sensations éprouvées par les baigneurs doivent
être d'une importance infiniment plus grande pour le praticien,
qui fera bien d'avoir toujours égard à la maladie, à la constitution et aux habitudes du baigneur, ce qui sera d'autant plus
nécessaire, s'il s'agit de fixer le temps d'un bain assez long à
rendre l'absorption possible. Plusieurs de mes malades se sont
trouvés très-bien et ont obtenu tout ce qu'ils pouvaient désirer
de bains de quinze à vingt minutes, tandis que d'autres y devaient rester deux heures mêmes. Des personnes au tempérament nerveux ne supportent pas un bain d'une longue durée.
Ceux, qui ont la peau très-fine, et ceux qui transpirent facilement n'ont pas besoin de rester aussi longtemps au bain, que
d'autres dont la peau est sèche et âpre. L'eczème n'exige pas
de si longs bains, que le psoriasis et le pityriasis. Il faut un
bain plus long à un malade ayant les articulations enflées par
la goutte ou par le rhumatisme chronique, qu'à un autre souffrant d'une névralgie.

Dans un bain d'une température convenable la peau montre
une chaleur douce et agréable, la respiration et la circulation
sont calmées et deviennent moins fréquentes. La sécrétion des
urines est augmentée. Après le bain la peau a gagné de vitalité, et il y a tendance à transpirer. Mais, en général, cette
transpiration n'est pas excessive, et ne devient abondante qu'a-
près avoir continué la cure pour quelque temps. Un bain,
pourvu qu'il soit pris à une bonne température et ne dure pas
trop longtemps, a le grand avantage de calmer et de fortifier
en même temps. Une envie de dormir, qui le suit fréquemment,
est loin d'être un signe de faiblesse. Plusieurs de mes malades
qui avaient ressenti toujours une faiblesse après des bains
d'eau ordinaire, étaient agréablement surpris de se trouver plus
forts après les bains d'eau sulfureuse. — L'action tonique des

bains n'est pas limitée à la peau, mais elle s'étend également aux systèmes musculaire et nerveux; ce qui est clairement prouvé par leurs effets dans l'atrophie musculaire et dans la paralysie. Les bains chauds d'Aix-la-Chapelle ne rendent pas la peau plus susceptible au froid, ce qui mérite d'être mentionné expressément, comme l'opinion est très répandue, que les bains chauds rendent la constitution plus sensible aux. vicissitudes athmosphériques. Pour les eaux sulfureuses au moins cette opinion est dénuée de fondement. Il m'est connu un assez grand nombre de malades, qui, après avoir obtenu ici leur guérison d'un rhumatisme invétéré, sont retournés chez eux dans un pays humide et froid, quelquefois même pendant l'hiver, et ne se sont pas aperçus d'un retour du mal pour plusieurs années, quoiqu'ils ne fussent pas trop scrupuleux à se soigner. Comme les bains chauds en général, ceux d'Aix-la-Chapelle débarassent la peau de matières étrangères à elle; mais pendant que celle-ci reprend sa propreté plus facilement par eux, que par des bains d'eau ordinaire, elle n'en est pas tellement excitée, que par des bains de plusieurs autres sources minérales. Au contraire si les bains sont convenablement pris, ils fournissent un vrai calmant dans des cas de surexcitation nerveuse, témoin la névralgie et la sensibilité excessive, qui complique si souvent les maladies cutanées. Quoiqu'une inflammation aiguë ne manquera pas d'être aggravée par l'usage de ces bains, un état inflammatoire chronique en sera très souvent soulagé. Je me garderai bien de recommander leur usage dans l'eczème aigu, quoique leur efficacité me soit prouvée dans les formes chroniques de ce mal. Un gonflement d'articulation serait empiré par les bains, si on les employait dans le stade inflammatoire, tandis qu'à une période plus avancée il en retirera des avantages. Dans un grand nombre de cas, traités par les eaux d'Aix-la-Chapelle, les bains sulfureux ne peuvent être considérés que des auxiliaires à l'usage interne de la source, mais il ne m'a pas manqué d'occasion d'admirer leurs effets dans des cas, où l'eau prise en boisson aurait fait du mal, et je pourrais citer de nombreux succès obtenus par les bains seuls.

Combien de fois les bains doivent être pris, s'il faut les
prendre tous les deux jours, ou une ou deux fois par jour, —
dépend entièrement de la constitution des malades et de la
nature de leurs souffrances. Le médecin doit être guidé sous
ce rapport par les principes généraux de la science, tout aussi
bien que s'il s'agissait de quelque autre médicament.

b. Les bains de vapeur, leurs effets et leur emploi.

Les bains de vapeur peuvent être considérés comme utiles
à la plupart de ces baigneurs pour lesquels des sueurs abondantes sont à désirer. Comme l'usage interne des eaux à lui
seul augmente aussi l'action de la peau, il est évident, que la
combinaison de ces deux modes d'administrer les eaux est d'autant plus efficace. La fonction de la peau est d'une si grande
importance, sa sympathie et son antagonisme aux organes in-
ternes sont si multiples, qu'un accroît de transpiration tel qu'il
est procuré par les bains de vapeur, est de la plus grande
influence sur d'autres tissus.

Il y a lieu d'observer chaque jour les bienfaits de la transpiration dans les maladies aiguës; s'il était permis de douter
de son action salutaire dans les maux chroniques, les résultats
de ces bains de vapeur dans certains cas de rhumatisme chronique, de névralgie et dans les cachexies métalliques suffiraient
à la prouver. Jusqu'à présent l'analyse chimique de la transpiration normale ne nous a pas fourni de résultats satisfaisans,
et nous savons encore moins de la composition des sueurs dans
l'état morbide. Cependant les effets de la transpiration augmentée par les bains de vapeur nous forcent à admettre, que
l'organisme se débarasse d'élémens morbides par cette voie.
Vu les grands effets des bains de gaz dans d'autres lieux de
sources minérales on est tenté de croire que les gaz dont les
vapeurs sont impregnées soient doués d'une certaine influence
sur l'organisme. Outre l'action générale, les bains de vapeur
exercent une action locale très-prononcée. Ils calment la douleur dans le rhumatisme chronique et les maux consécutifs et
dans la névralgie; ils amoindrissent les gonflemens articulaires,

ramollissent les contractures musculaires, diminuent l'éréthisme des ulcères et en améliorent la sécrétion. Dans les affections chroniques des membranes muqueuses des voies aëriennes je ne pense pas attribuer les succès que j'ai obtenus par eux uniquement à la transpiration, mais je crois les devoir au moins en partie au contact local des vapeurs avec les tissus affectés, car je me suis aperçu de quelque différence dans leurs effets, quand les malades affectés d'ozène nasale ou de catarrhes chroniques des bronches ou du larynx prenaient le bain de vapeur sans y exposer la tête et quand ils soumettaient tout le corps y compris la tête aux vapeurs.

Comme bon nombre de maladies chroniques est causé par une suppression de l'action de la peau, un moyen, qui agit principalement sur cet organe, comme les bains de vapeur, doit compter beaucoup de succès. Les bains de vapeur d'eau sulfureuse sont suivis, cependant, de succès dans des cas où d'autres médicamens diaphorétiques ont manqué d'effet. De plus il est prouvé par de nombreuses observations, qu'ils ont le grand avantage de ne pas affaiblir les malades. Il est permis de douter, si d'autres sudorifiqes pourraient être employés aussi longtemps, sans diminuer les forces des malades. Ceci peut dépendre en partie de ce que les eaux prises en même temps en boisson agissent en tonique, et que l'appétit augmenté par la cure et par l'exercice non interrompu par elle, comme par les autres sudorifiques, permette de réparer les pertes de substance amenées par la transpiration. Mais qu'on l'explique comme on le voudra, le fait existe. De plusieurs exemples que j'en pourrais citer, je ne veux mentionner que le suivant:

Obs. I. M.—, négociant Belge, âgé de 36 ans, avait pris de fortes doses de mercure pour diverses affections de syphilis constitutionnelle sans s'en trouver mieux, puis il était guéri en apparence par l'iodure de potassium. Mais cette guérison ne durait pas longtemps, et une année plus tard il se montrait une tumeur au sternum, qui résistait à toute tentative de la guérir. C'est pourquoi son médecin l'envoyait à Aix-la-

Chapelle, où il arriva en juin 184*. La tumeur était de la grandeur d'une petite noix et offrait de la fluctuation. L'os à l'entour de la tumeur se dessinait en bords prominens et raides et on ne pouvait pas douter d'une carie. Il était désirable d'empêcher la tumeur de s'ouvrir et je n'hésitais pas à préscrire tout de suite des bains de vapeur avec l'usage interne des eaux combinées avec l'iodure de potassium. Malgré une constitution lymphatique le malade déjà très-affaibli par de longues souffrances, supportait très-bien ce traitement, et comme je crus m'apercevoir d'une diminution de la tumeur dès le premier commencement du traitement, j'y persistais, et je lui faisais prendre un bain de vapeur journellement. Au bout de trente-deux jours, pendant lesquels il avait pris autant de bains de vapeur, la tumeur était entièrement disparue sans laisser des traces. Le malade se portait parfaitement bien, il avait gagné bonne mine, et ce qui était plus étonnant, malgré les sueurs abondantes qu'il avait éprouvées pendant son séjour, son poids s'était augmenté d'à peu près deux kilos depuis son arrivée*).

La circulation est fortement stimulée pendant que le malade reste au bain de vapeur. Quoique cette excitation s'en aille bientôt après, il est de rigueur, de défendre ces bains à des malades sujets aux congestions sanguines vers la tête et à des personnes affectées d'une maladie du coeur.

Combien de minutes un malade doit être exposé aux vapeurs, et quel temps il doit rester au lit après, combien de bains de vapeur sont à prendre — ce sont des questions, pour lesquelles il n'y a pas de réponse générale; elles ne peuvent être résolues qu'en considérant dans chaque cas toutes les circonstances, la maladie et la constitution du malade.

Les vapeurs sont aussi appliquées localement. On peut recourir aux bains de vapeur topiques dans des cas d'excessive

------

*) Le malade m'ayant dit, que s'étant fait péser par hasard quelques jours avant son arrivée, il avait trouvé son poids très-diminué, je l'avais prié de se faire péser encore avant son départ.

sensibilité locale, dans des gonflemens des articulations et du col de la matrice. Si le bain de vapeur général est contre-indiqué ou par la constitution du malade, ou par une complication quelconque dans un mal qui, sans ces obstacles, demanderait son usage, le bain de vapeur local peut être tenté quelquefois comme auxiliaire de la cure.

c. Les bains à douche.

L'effet primaire des douches est toujours excitant. Elles irritent la peau, en augmentent la température et provoquent quelquefois un picotement léger. La circulation est stimulée, le pouls devient plus fréquent, la respiration est accélérée. Cependant les douches s'appliquent ici avec trop de prudence pour pouvoir amener une trop grande excitation, et le repos plus ou moins long que la plupart des malades sont avisés de prendre au bain après la sortie du frotteur, contribue certainement beaucoup à faire disparaître l'excitation. Aussi est il que les malades se trouvent rafraichis et fortifiés peu de temps après le bain. Les effets de ce procédé puissant ne sont pas limités à la peau, mais s'étendent aux muscles et aux nerfs. Le grand avantage des douches est que nous pouvons en varier le mode d'application d'après le but que nous avons en vue et que nous pouvons stimuler par elles aussi bien que calmer. Dans des cas de paralysie, par exemple, où il s'agit d'augmenter l'action des nerfs et des muscles, nous prescrivons que la douche ait un courant plein et qu'elle soit lancée perpendiculairement*). On avisera un grand nombre de ces malades de quitter le bain ou directement ou peu de temps après la douche. Si d'un autre côté la douche doit être employée dans la névralgie, on la donnera en forme d'arosoir, sous un angle obtus, avec une friction modérée, et le malade restera plus longtemps au bain après. Voilà ce que l'on pourrait appeler le mode d'appliquer la douche en calmant *direct*. Dans

---

*) Il s'entend, que la paralysie des organes qui ne supporteraient pas bien un jet vertical forme une exception.

2

des névralgies d'ancienne date qui ne cèdent pas à ce doux procédé, nous sommes forcés d'irriter d'avantage le tégument externe par de fortes douches, pour agir sur les nerfs affectés en provoquant une contre-irritation. C'est par cette méthode que les douleurs sont calmées *indirectement*. Nous nous servons de même de la douche comme révulsif dans les affections des tissus fibreux et séreux, et nous n'avons qu'à nous louer de ce mode d'application dans les rhumatismes des aponévroses et des membranes séreuses des organes thoraciques et abdominaux. Un agent thérapeutique qui augmente l'action de la peau, qui stimule la circulation et donne du ton aux muscles et aux nerfs, doit nécessairement rendre l'absorption plus forte; c'est pour cela que de forts gonflemens rhumatismaux et arthritiques disparaissent très souvent pendant ou après l'usage des douches. Les douches sont douées de plus d'un autre grand avantage qui mérite bien d'être mentionné, c'est qu'en fortifiant la peau et les tissus sous-jacens elles mettent l'organisme en état de mieux résister aux changemens de l'athmosphère.

La douche *ascendante*, principalement en usage dans les maladies de la matrice, est un stimulant puissant. Elle est d'un grand avantage dans les gonflemens du col utérin, pourvu qu'il n'y ait point d'inflammation ou de tendance à elle. Dans les fleurs blanches au caractère de faiblesse elle compte d'assez belles cures. J'ai cité ailleurs*) un cas de rétrécissemens de l'intestin droit guéris par la douche ascendante. On a parlé de cet appareil comme d'un moyen sûr dans les constipations opiniâtres. Je ne l'ai jamais essayé en telle circonstance, mais je crois que l'on pourrait en profiter.

------

*) Wetzlar, a description of the mineral springs of Aix-la-Chapelle London 1842. John Churchill.

PARTIE II.

**Remarques générales sur les effets du traitement thermal d'Aix-la-Chapelle:
les crises, les effets consécutifs, la durée du traitement.**

Ayant jeté un coup d'oeil sur les phénomènes qui se présentent à l'observateur chez des personnes faisant usage de ces eaux soit en les prenant en boisson soit en les appliquant à l'extérieur en bains simples, douches et bains de vapeur; il nous reste à en examiner les effets généraux. Les eaux en général calment et fortifient en même temps. Ce n'est que les premiers jours du traitement, que les malades se plaignent quelquefois d'une certaine lassitude qui, cependant, passe très-vite et cède à un sentiment de vigueur et de bien-être général. Les urines deviennent plus abondantes et la transpiration augmente. Malgré la transpiration quelquefois très-copieuse les forces se maintiennent, probablement parce que l'appétit augmenté en même temps fournit les moyens à réparer les pertes de substance organique. La peau devient plus lisse et tendre au toucher. Dans les cas où l'usage de ces eaux est vraiment indiqué, le pouls en général gagne de force tandis que sa fréquence diminue et sa régularité reste la même. Quand on boit de l'eau dans les congestions actives au cerveau et dans les maladies organiques du coeur, qui, quelque cas d'atrophie exceptés, défendent absolument d'administrer les eaux à l'intérieur et n'en permettent qu'un emploi externe étroitement limité, le pouls devient irrégulier et dure; il se présente des maux de tête, du vertige et des symptômes fébriles, ce que j'ai eu l'occasion d'observer chez des malades, qui sans consulter un médecin s'étaient mis à prendre les eaux de leur chef.

Les crises.

En général les eaux n'agissent que doucement et effectuent une guérison ou amélioration sans exciter le malade et sans provoquer ce qu'on appelle une *fièvre thermale*. La diminution graduelle des symptômes morbides que l'on observe pour la plupart, est parfois précédée ou accompagnée d'un accroissement ou de l'apparition subite d'une sécrétion quelconque. Les urines

2 *

deviennent plus abondantes, ou le malade est couvert de sueur,
ou, ce que j'ai vu arriver dans quelque peu de cas, il se
montre une phlegmorrhée passagère des organes génito-urinai-
res. Les dévoiemens que l'on observe chez quelques malades,
sont en général la suite d'une faute de diète ou d'un froid, et
ne sont presque jamais les prodrômes d'une guérison. L'érup-
tion de petites tâches rouges ou de vésicules ténues à base
rougie, la *poussée thermale*, qui se présente assez souvent
après que le traitement a été continué pour quelque temps,
est loin d'indiquer une crise. Partout où je l'ai vue, elle n'était
que la suite d'une irritation locale de la peau par les bains ou
les douches, et se passait en peu de jours sans nécessiter un
traitement. Les cas, où la guérison est précédée ou accompagnée d'une réaction fébrile, sont en minorité. Cette réaction
même ne paraît que chez peu de malades sous de symptômes
assez prononcés pour constituer une fièvre thermale (*l'orage
de bains* de quelques lieux de bains). En général une lassitude, un appétit un peu amoindri, de la constipation, un
pouls un peu excité, de temps à autre un léger frisson, sont
les seuls symptômes que l'on observe. Mais comme ces
symptômes ne se présentent ensemble que très-rarement,
l'effort critique peut se passer sans avoir attiré l'attention du
malade ou du docteur, surtout si celui-ci voit son client trop
rarement. Pour que le malade obtienne un bon résultat de
la cure, il est de la plus grande importance, que la réaction
fébrile soit judicieusement soignée. Dans quelques cas elle
devra être mitigée, dans d'autres la réaction étant trop faible
a besoin d'être assistée pour provoquer une révulsion énergique. Chez d'autres malades la réaction qui se présente ne
fait qu'indiquer que l'organisme est saturé d'eau minérale, et
que pour le moment on doit suspendre le traitement. Quelque
fois la réaction doit être considérée comme le moment favorable pour achever la cure par d'autres moyens.

Obs. II. La comtesse de N. de Paris, agée de 28 ans,
une dame d'une forte constitution, avait souffert depuis longtemps
de douleurs rhumatismales aux genoux, qui lui étaient surve-

nucs lentement et avaient gagné d'intensité avec le temps.
Après avoir essayé plusieurs traitemens, elle vint à Aix-la-
·Chapelle et commença à prendre les eaux le 20 juillet 1854.
Quoiqu'elle les eût prises regulièrement et en assez forte dose,
malgré un grand nombre de bains, y compris plusieurs douches
et quelques bains de vapeur, la médication ne paraissait faire
aucune impression sur elle. A la visite que je lui faisais le 9
septembre, je ne trouvais pas de changement et fus informé, que
la malade souffrait autant qu'auparavant. Puis la voyant le
12, j'appris qu'elle s'était aperçue de quelque lassitude durant
les deux derniers jours, et qu'elle avait eu un léger frisson le
10 septembre dans l'après-midi, mais que ces symptômes s'étaient
passés depuis, et qu'à l'exception des douleurs ordinaires aux
genoux elle se portait parfaitement bien. Je trouvais le pouls
un peu contracté, mais outre cela la malade était comme d'habitude. Je lui exprimai mes régrets de ne pas l'avoir vue le
jour où elle s'était mal portée, comme j'étais convaincu que
ces symptômes avaient indiqué une réaction, dont par des soins
convenables on aurait pu tirer avantage. La malade en fut
très-contrariée et déclara être prête à se soumettre à tout
·traitement que je pourrais considérer propre à ramener la réaction favorable. Je l'avisais de s'aliter, de se couvrir chaude-
ment, de prendre une bonne quantité de boisson chaude, et je
préscrivis une potion diaphorétique assez forte. Le lendemain
matin je la trouvais en pleine transpiration, le pouls plein,
fort et accéléré. Le traitement fut continué et la malade garda
le lit encore quatre jours. Les sueurs restaient aussi abondantes
pendant deux jours, et diminuaient ensuite. Lorsque la malade
quitta le lit, elle était libérée de sa douleur. N'ayant plus besoin des eaux, elle partit d'Aix-la-Chapelle le 23 septembre parfaitement guérie, et n'eut plus de retour du rhumatisme depuis.

Cette observation est intéressante sous plusieurs rapports.
D'abord il est démontré par elle, qu'une réaction salutaire peut
se former presque insensiblement, en second, qu'il est de la
plus grande importance de s'assurer du plus petit changement
dans l'état du malade, enfin, que l'on peut tirer de grands

avantages en saisissant le moment opportun à changer de traitement. Cette malade avait été assidument soignée par un médecin distingué, elle avait pris des sudorifiques avant de venir à Aix-la-Chapelle sans s'en trouver mieux, mais elle fut guérie en les prenant au moment favorable à la guérison.

Effet consécutif.

L'action des eaux est quelquefois si lente, que les effets produits par elles sur l'organisme malade se cachent d'abord à l'observation, et ne paraissent même que plus ou moins longtemps après que les malades sont déjà partis. Il est nullement rare, que des personnes qui à leur départ étaient persuadées de l'inefficacité des eaux et d'autres qui se croyaient plus malades même qu'au temps de leur arrivée, étaient agréablement surprises quelques semaines plus tard par un subit changement en mieux ou qu'elles s'apercevaient des premiers signes d'une amélioration — événement désigné par le nom *d'effet consécutif.*

Presque toutes les sources minérales actives peuvent se glorifier de cet effet. Cependant si l'on se donne la peine d'examiner les monographes et les manuels traitant des eaux minérales on n'y trouve que fort peu qui puisse nous donner une idée claire de ce que c'est que l'effet consécutif. L'occasion de pouvoir le constater s'étant présentée à moi assez souvent, je me crois autorisé par cela à en parler plus amplement, que je ne ferais si ce sujet était plus éclairci qu'il ne l'est.

Quelques maladies sont tellement enracinées par leur longue durée, qu'il faut assez longtemps pour que les eaux puissent faire une telle impression sur l'organisme à faire rétrograder l'état morbide. Assez souvent le malade ne s'aperçoit pas d'un changement au moment où celui-ci commence, n'étant alors que peu marqué, et ne le reconnait pas avant que l'amélioration n'ait fait quelques progrès; il part sous l'impression que l'eau ne lui ait fait aucun bien; mais comme la métamorphose du mal, une fois établie ici, ne cesse d'avancer vers la guérison, il ne manque pas de noter son amélioration quelque temps plus tard.

Parmi les visiteurs des thermes d'Aix-la-Chapelle il y a un assez bon nombre, dont les maladies dérivent d'un trouble de quelque sécrétion, et pour lesquels le traitement thermal ne se montre efficace qu'en rétablissant l'intégrité de la sécrétion. Celle-ci une fois restaurée, la guérison ne manque pas à s'établir, quoiqu'il lui faille parfois assez longtemps pour parvenir à la connaissance du malade. Un malade par exemple qui, en suite d'un refroidissement a gagné un rhumatisme chronique ou une atrophie musculaire, s'apercevra bien vite d'une sueur couvrant une peau jusqu'alors sèche et âpre, mais s'il ne trouve pas ses souffrances s'amoindrir simultanément, le changement ne lui semble d'aucune importance. Cependant la sécrétion une fois rétablie ici n'est pas anéantie par le départ du malade et ne manque d'exercer tôt ou tard une influence salutaire sur le mal causé par la fonction troublée de la peau.

Chez d'autres malades la médication thermale provoque une excitation générale aussi grande à ne pas leur permettre de s'apercevoir de leur mieux; mais dès qu'ils ont cessé l'usage des eaux, l'excitation se passe et l'amélioration commence à être sensible.

Quelquefois des souffrances heureusement passagères qui ne sont que la suite du traitement voilent l'état amélioré. En parlant des douches il a été fait mention de leur action révulsive. Or cette révulsion est quelquefois suivie de douleurs, que le malade fatigué par de longues souffrances est disposé à trouver aussi pénibles que celles qui proviennent de son mal, quoiqu'elles en diffèrent de beaucoup tant par le siège que par leur intensité moins grande. Dans des cas du mal sciatique traités par de fortes douches, par exemple, il se passe assez souvent que les malades ne savent pas distinguer la douleur superficielle et légère du tégument externe provoquée par les douches de la douleur logée dans le nerf. La névralgie est déjà beaucoup diminuée, et malgré cela le malade tourmenté par l'excessive sensibilité de l'enveloppe cutanée ne cesse pas d'accuser des douleurs atroces; il quitte Aix-la-Chapelle se croyant empiré par l'usage de ses thermes, et n'est tiré d'erreur que plus tard.

D'après ce que m'ont raconté des médecins amis qui avaient à soigner des malades retournant des eaux d'Aix-la-Chapelle, il s'est montré parfois chez ceux-ci une réaction fébrile terminant par des crises salutaires — par des sueurs ou des urines abondantes ou par du dévoiement.

Obs. III. M. W., rentier Ecossais, âgé de 58 ans, vint à Aix-la-Chapelle au mois de septembre 1851 pour un rhumatisme chronique. Il accusait des douleurs lancinantes aux bras et aux jambes. Les malléoles étaient enflées et il avait une tumeur de la grandeur d'une forte noix à l'extrémité inférieure du muscle demi-aponévrotique. Cette tumeur avait été le siége de fortes douleurs et était encore assez douloureuse. La résistance en était telle qu'on l'observe ordinairement dans des gonflemens de cause rhumatismale. Après une cure de trois semaines, pendant lesquelles il avait bu les eaux et pris des bains simples suivis plus tard de quelques douches, des affaires le forçaient de partir. Pendant la cure il s'était aperçu d'une transpiration augmentée et les douleurs étaient fortement diminuées à son départ, mais les gonflemens étaient parfaitement les mêmes qu'au jour de son arrivée. Visitant ce malade en Ecosse au mois d'avril 1852, j'eus le plaisir de le trouver parfaitement libre de ses douleurs et de ses gonflemens. J'appris qu'il avait continué de transpirer pour quelque temps après son départ, qu'il avait pris toute précaution possible pour ne pas supprimer les sueurs, et que les gonflemens avaient disparu peu à peu.

Obs. IV. M. B., capitaine Anglais, quitta les Indes orientales qu'il avait habitées longtemps, en 1837, et arriva en Angleterre vers le commencement de l'hiver. A peine y avait-il été quelques semaines, qu'il fut saisi d'un mal sciatique des plus violens. Ayant subi plusieurs traitemens sans succès il fut avisé d'aller prendre les eaux d'un établissement thermal au midi de l'Allemagne trois saisons de suite et d'hiverner en Italie. Après avoir visité le bain indiqué en 1838, 39 et 40, ayant passé les hivers correspondans en Italie, ne se trouvant nullement mieux pour cela, il se décida en 1841 à aller à

Aix-la-Chapelle. Il souffrait horriblement; la jambe gauche, le siége du mal, était maigrie, le marcher difficile. Il fut avisé de boire de l'eau et de prendre des bains, surtout des bains à douche. Ce traitement qui une fois fut interrompu pour quelques jours par un état gastrique, fut suivi pendant dix semaines sans que le malade s'en trouvât soulagé; il prétendait au contraire que ses douleurs avaient gagné d'intensité dans le dernier temps. Il quitta Aix-la-Chapelle désespérant d'être jamais guéri et quand je lui exprimai mon opinion qu'il se trouverait mieux peu de temps après son départ, il me répondit d'une air faché, qu'on lui avait donné une telle promesse trompeuse trop souvent pour y plus ajouter foi. Mais ma prophétie devait se réaliser. Un des premiers malades que je visse en 1842 était le capitaine B., dont la mine avait tellement changé à son avantage, qu'on avait peine à le reconnaître. J'avais le plaisir d'apprendre, qu'il s'était aperçu d'un soulagement peu de temps après m'avoir quitté l'année dernière, et que cette amélioration avait constamment fait des progrès jusqu'à ce qu'il était parfaitement quitte de ses douleurs un mois après son départ d'Aix-la-Chapelle. Il avait passé l'hiver en Grèce et, quoiqu'en se donnant au plaisir de la chasse il se fut exposé aux changemens du temps et quoiqu'il eût été plusieurs fois mouillé „jusqu'aux os“, il n'avait pas eu de rechute. Etant parfaitement bien il n'était venu à Aix-la-Chapelle, que pour prendre les eaux comme préservatif et pour accompagner un ami souffrant également du mal sciatique, qu'il recommanda à mes soins.

Je pourrais citer plusieurs autres exemples d'effet consécutif, mais les deux cas relatés suffiront d'autant plus, qu'on en trouvera deux autres plus bas. (Voyez Obs. X et XII.)

Du choix à faire parmi les différens moyens curatifs des thermes.

Les eaux dont je viens de décrire les effets, doivent être employées d'une manière rationelle pour déployer leurs vertus. La règle thérapeutique de fonder le plan du traitement sur l'état individuel du malade est absolue, et il n'est pas permis d'en faire une exception à l'égard des malades cherchant la

santé dans un lieu de bains. Ce n'est qu'après avoir bien exa-
miné le cas dans tous ses détails, que le médecin pratiquant
aux eaux puisse fixer le plan du traitement. J'ai déjà parlé
de la richesse des moyens curatifs d'Aix-la-Chapelle. Il ne
s'agit que d'en tirer parti en en variant l'usage d'après les besoins de nos malades. Tel malade par exemple, qui en suite
d'un refroidissement a gagné depuis peu un rhumatisme chronique ou une névralgie sera guéri en se prenant à la cause
du mal, la transpiration supprimée; et pourvu que la constitution n'oppose un véto, nous aurons recours à l'emploi interne
des thermes et aux bains de vapeur, pour agir fortement sur la fonction de la peau. Dans d'autres cas d'une date plus ancienne il ne
suffira pas de satisfaire à l'indication causale, et il sera plutôt nécessaire de remplir les indications fournies par l'état actuel du malade. Nous tâcherons de calmer une douleur du tégument externe par des bains simples d'eau sulfureuse ou en
appliquant la douche modérément, tandis que dans des contractures nous préscrivons de fortes douches avec des frictions vi-
goureuses. Pour ramollir des parties endurcies il faudra des
bains assez longs; tandis que des bains de courte durée
suffiront généralement à appaiser une surexcitation nerveuse.
Il serait facile de multiplier les exemples des modifications
à donner au traitement, mais comme il ne me manquera pas
d'occasion d'y revenir assez souvent au chapitre suivant, je
préfère d'en finir pour le moment. On peut facilement utiliser
les moyens curatifs d'Aix-la-Chapelle, si l'on sait varier le
mode de les administrer d'après les besoins des malades.

Durée du traitement.

Une question, que les malades en arrivant ici ne manquent
presque jamais d'adresser au médecin, c'est: Combien de
temps faut il pour un traitement? Il est tout simple que des
personnes forcées par l'état de leur santé de faire un voyage
soient intéressées à savoir, combien de temps elles devront
rester séparées de leurs familles ou négliger leurs affaires;
mais des médecins envoyant leurs malades aux eaux feraient

bien de ne pas leur fixer un certain temps comme suffisant pour la cure. Quelque autre médicament que l'on prescrive, il est presque toujours impossible de prédire combien de temps il devra être continué; on surveille l'effet qu'il produit sur l'organisme et on note comment il est supporté par le malade et quel changement dans la maladie s'opère sous son emploi. D'après les résultats que l'on obtient, on le continue, ou en suspend l'emploi pour quelque temps, ou l'abandonne entièrement. Il en est de même pour les eaux minérales, quoiqu'on se soit habitué en quelques lieux de bains de parler d'un *grand* traitement, d'un traitement *moyen, petit* etc. Les maux, pour lesquels on a recours aux eaux d'Aix-la-Chapelle, sont d'une aussi grande différence quant à leur nature et leur durée, que de telles distinctions du traitement d'après le nombre des bains ne sont nullement justifiées. Parmi les observations recueillies dans ce petit traité le lecteur trouvera quelques-unes, où le malade pouvait partir sans inconvénient après un séjour très-court, et d'autres, où il lui fallait rester assez longtemps. Si quelqu'un affecté d'une maladie que l'expérience nous a appris être curable par ces eaux, se porte bien pendant le traitement, il devra le poursuivre aussi longtemps que l'on peut s'attendre à un résultat favorable, et il devra avoir d'autant plus de persévérance, qu'il s'en trouve déjà amélioré. Si au contraire le malade ne se trouve pas mieux par un traitement continué pour un espace de temps assez long, qui dans des cas analogues suffisait à effectuer une cure, s'il paraît des symptômes qui contre-indiquent l'usage des eaux, ou si l'organisme en paraît saturé, on devra finir ou suspendre le traitement. Si dans le dernier cas il se montre un effet consécutif salutaire, un second traitement pourra avoir lieu, s'il est jugé nécessaire.

CHAPITRE III.

Des maladies qui indiquent l'emploi des thermes d'Aix-la-Chapelle.

Le lecteur ne doit pas s'attendre à trouver ici un catalogue complet des maladies dans lesquelles les thermes d'Aix-la-Chapelle aient été administrés par l'auteur ou par ses confrères contemporains ou leurs prédécesseurs. Cela donnerait assurément un ouvrage assez volumineux, ce qui, cependant, contribuerait fort peu à faire connaître les effets de nos eaux. Leurs vertus seront plus facilement appréciées si la liste des maladies guéries par elles n'est pas surchargée. En conséquent je ne citerai presque d'autres maladies que celles pour lesquelles je ne connaisse point de meilleures sources minérales que les nôtres.

1. Le rhumatisme.

Dans le rhumatisme *aigu* et en général, tant que le rhumatisme est accompagné de fièvre, ces eaux font du tort. D'autre part il n'y a presque pas de forme ou de suite du rhumatisme *chronique* qui ne profite de leur emploi judicieux. Elles sont également avantageuses dans la douleur rhumatismale que dans les gonflemens dérivant du rhumatisme et dans leurs conséquences, la contracture et l'atrophie musculaire, et les seuls cas où les eaux ne produisent pas d'effet sont ceux, qui résisteraient à tout autre traitement, savoir l'atrophie des cartilages et des épiphyses des os. J'ai vu victorieusement combattu par elles tant des gonflemens de ligamens, de muscles, de tendons, du périoste, que des dépôts dans le tissu intramusculaire. Les meilleurs résultats furent acquis également dans les douleurs rhumatismales, soit qu'elles avaient affecté des ligamens ou des muscles ou qu'elles s'étaient logées dans des tendons ou des membranes séreuses. D'après ce qui a été dit sur les différens modes d'administrer les thermes, le lecteur ne sera pas étonné de ces résultats obtenus par le même médicament dans des maux qui, quoiqu'émanant de la même cause, étaient grandement dissemblables entre-eux tant par leur apparence et leur siége que par leur intensité et leur durée.

Quelques malades devaient prendre l'eau en boisson et en bains, d'autres des bains à douche et des bains de vapeur outre les bains ordinaires, tandis que d'autres malades ne faisaient que se baigner simplement et ne buvaient pas d'eau.

Obs. V. Le jeune C. de Marseille, agé de 14 ans, né de parens bien portans qui l'accompagnaient à Aix-la-Chapelle en été 1852, s'était toujours bien porté étant enfant. Ce fut à l'âge de douze ans qu'il fut pris d'un rhumatisme aigu qui se répéta plusieurs fois depuis. Le coeur n'en fut pas épargné. A son arrivée à Aix-la-Chapelle le 24 juillet, il souffrait encore de douleur rhumatismale occupant l'espace intercostal de la sixième et septième côte à gauche. Il se présentait des symptômes d'une hypertrophie du ventricule gauche du coeur. Les organes digestives étaient en bon ordre, l'appétit excellent. Il n'y avait pas de fièvre. Il paraissait délicat et pléthorique. Je lui conseillais de prendre des bains à 32 dégrés C. et de ne pas y rester d'abord plus de 15 minutes. Il est presque inutile de dire, que le malade dut suivre un régime adoucissant, et que tout aliment ou boisson excitante fut prohibée.

Le 3 août je lui trouvai de la fièvre, et quelque douleur rhumatismale à l'épaule gauche. La douleur intercostale n'était pas augmentée. Suspension des bains, régime antiphlogistique; repos, bains de pieds avec de l'acide hydrochloro-nitrique une fois par jour. Infusion de fleurs de tilleul. — Après quelques jours de repos marqués d'une transpiration augmentée, l'état amélioré, la douleur à l'épaule passée, celle de l'espace intercostal diminuée. Plus de fièvre. Le 9 août le malade se mit à reprendre les bains, qu'il continuait jusqu'au 20. La douleur intercostale avait graduellement disparu, et le jour de son départ, le 21, il était parfaitement libre de rhumatisme. L'hypertrophie du coeur naturellement n'était pas changée. Le 13 juillet 1853 je le vis retourner à Aix-la-Chapelle pour répéter le traitement. Il avait gagné bonne mine étant resté sans rhumatisme depuis son départ: l'hypertrophie paraissait diminuée, et n'offrait d'autres symptômes, que ceux qui se présentaient à l'examen physique. Cet état favorable ne fut jamais interrompu pendant son séjour, qui durait jusqu'au 4 août.

Dans ce cas l'état de santé générale et la maladie du coeur excluaient tous les autres moyens curatifs, que les bains simples; cependant tout le profit que l'on pouvait désirer, fut obtenu dans un espace de temps comparativement très court. Cette observation offre un grand intérêt, si l'on la compare à la deuxième observation contenue dans ce traité. Tandis que le traitement dans celle-ci fut poursuivi avec toute énergie par tous les moyens curatifs de ces eaux pour plus de cinquante jours sans présenter aucun effet visible, quelque peu de bains d'eau sulfureuse suffirent ici à déterminer une crise salutaire.

A d'autres malades ayant un rhumatisme d'une date plus ancienne, il fallait une répétition du traitement pendant plusieurs années consécutives pour achever la cure, et quelquefois le traitement d'une saison devait être tout-à-fait différent de celui de la saison précédente.

Obs. VI. M. J. de Londres, négociant, agé de 40 ans, avait été martyr du rhumatisme depuis bien des années. Le mal avait commencé lentement, mais avait gagné du terrain avec le temps. A son arrivée, le 24 août 1843, il se plaignait de douleurs volantes sur presque tout le corps. Elles le tourmentaient surtout pendant la nuit et l'empêchaient de dormir. Presque toutes les articulations des mains et des doigts étaient plus ou moins enflées et douloureuses. Les genoux, également enflés, ne permettaient que très peu d'exercice et les muscles des jambes étaient très amaigris. Pas de fièvre, les organes digestives en bon état, pas de symptômes d'une affection du coeur. La première indication à remplir ici était de calmer les douleurs et de diminuer les gonflemens. Les eaux prises à l'intérieur, des bains simples et de vapeur tendaient à ce but, et le malade partit après un séjour de six semaines, ne se sentant plus que peu de douleurs, et les enflures amoindries. Les muscles des jambes étaient restés les mêmes, et le marcher n'était pas plus facile. — Le malade retourna au mois de juin

1844. Il avait moins souffert de douleurs rhumatismales pendant l'hiver. Je trouvais les muscles un peu plus forts et le marcher un peu plus facile que l'année dernière au moment du départ du malade; les gonflemens des genoux et ceux des mains et des doigts étaient un peu amoindris, mais encore douloureux au toucher. Pendant les quatre semaines que le malade restait ici, des bains simples et de vapeur firent presque entièrement disparaître tous les gonflemens. L'année suivante, 1845, il se présentait presque sans douleurs avec peu de traces de gonflement, mais les muscles encore très faibles. Cette fois-ci il ne prenait que des bains simples et à douche; le traitement poursuivi pendant quatre semaines, suffit à le rétablir complètement. Vers la fin de son séjour il pouvait marcher trois à quatre kilomètres sans difficulté. Cet état favorable ne fut plus troublé, dont j'eus l'occasion de m'assurer dans les années suivantes, car quoique M. J. se portât parfaitement bien, il revint à Aix-la-Chapelle en 1846 et 47 pour prendre les eaux en préservatif. Me trouvant à Londres en avril 1852, j'allai le voir et j'avais le plaisir de le trouver en parfaite santé.

Dans les gonflemens en suite du rhumatisme tant qu'ils sont encore douloureux, les bains simples et les bains de vapeur me semblent préférables; s'il n'y a pas de douleur je préférerai les bains simples et les douches. Celles-ci appliquées sur les articulations enflées paraissent augmenter la résorption. Dans de tels cas il sera quelquefois avantageux de laisser les malades rester un peu plus long au bain après la douche donnée.

Donnant un nouvel élan à la circulation dans l'enveloppe cutanée la douche est douée de ce grand avantage de rendre les malades plus résistans aux impressions des changemens de l'athmosphère, et parmi les malades auxquels j'ai donné mes soins je compte bon nombre de personnes, qui avant de venir ici souffraient plus ou moins de rhumatisme à chaque variation de la température, et qui furent libérées de cette disposition fâcheuse par les douches.

Obs. VII. Le duc de *, Français, agé de cinquante ans, avait été pris avant quelques années de rhumatismes articulaires en retournant d'un voyage dans l'Orient. Au premier accès, dont il fut vite guéri, il suivit bien d'autres à des intervalles plus ou moins longs. Les rhumatismes répétés, soigneusement traités, ne laissaient pas de traces aux joints et ne faisaient qu'affaiblir le malade. Après un calme assez long un froid qu'il prit en septembre 184*, fut suivi d'un nouvel accès de rhumatisme, qui cette fois-ci quittait bientôt les articulations pour se loger dans la vessie. La douleur et la difficulté de passer l'urine ayant presque entièrement cédé à une médication judicieuse et énergique, le malade et ses médecins pensaient à mettre un terme aux retours du rhumatisme par un traitement préservatif. Il arriva à Aix-la-Chapelle au mois de juin de l'année suivante. Le malade, quoique d'un tempérament nerveux, m'assurait avoir été assez robuste avant ses accès de rhumatisme. Il avait très maigri dans le dernier temps, avait gagné mauvaise mine et se trouvait d'une excessive sensibilité nerveuse. Les articulations n'étaient ni douloureuses ni enflées. Il lui venait de temps à autre une douleur lancinante dans la région de la vessie, mais les urines passaient sans difficulté. Je lui fis prendre les eaux à l'intérieur et des bains simples et à douche. Celle-ci fut principalement dirigée vers l'épine dorsale, le perinée, la région suspubienne et les extrémités inférieures. Je ne m'aperçus guère d'un changement de la transpiration, mais les urines coulaient abondamment pendant l'usage des eaux. L'effet du traitement était le meilleur que l'on pouvait désirer; le malade fut non seulement débarassé de ses douleurs à la vessie, mais il fut aussi libéré de sa disposition au rhumatisme; car depuis le moment de son départ, il n'avait plus eu d'accès, à ce que j'appris lors d'une visite qu'il me fit quelques années plus tard en passant par Aix-la-Chapelle.

Des maladies chroniques des *yeux* d'origine rhumatismale sont très souvent guéries par ces eaux. Du nombre d'observations que j'ai faites sous ce rapport, il me sera permis de publier la suivante.

Obs. VIII. M. S., agé de 43 ans, entrepreneur de ventes à l'enchère, habitant une petite ville en Westphalie, s'était exposé fréquemment aux changemens de la température et avait gagné un rhumatisme, qui finit par se jeter sur les yeux. Malgré un traitement très actif l'ophthalmie passa en état chronique; et après plusieurs tentatifs infructueux à la guérir le malade fut envoyé à Aix-la-Chapelle, où il arriva le 2 août 1850. A l'oeil droit il n'y avait que très peu d'inflammation; a l'oeil gauche je trouvai les vaisseaux ciliaires antérieurs dilatés, le bord interne de l'iris décoloré, et un petit filament blanchâtre partant de l'iris dans la chambre postérieure. La prunelle était sensible au jour, elle était plus petite que celle de l'oeil droit. De l'oeil gauche le malade ne voyait presque rien s'il faisait clair; mais quand le ciel était couvert il pouvait distinguer de grands objets. La santé générale n'était pas détériorée, la digestion était bonne. Le pouls me paraissait un peu trop plein et dur. Avant de commencer le traitement thermal, des ventouses scarifiées furent appliquées au dos et le malade dut prendre des apéritifs pour diminuer les congestions vers les yeux. Quatre jours après son arrrivée il commença l'usage interne et externe des eaux, et comme il était d'importance d'augmenter fortement la transpiration, il dut prendre beaucoup de bains de vapeur. Je lui fis suivre un régime antiphlogistique assez rigoureux. De temps à autre une bonne dose de sulfate de soude fut prise avec l'eau thermale. Ce traitement fut bien toléré et continué jusqu'à bout, sans que je m'apercusse de congestions vers la tête. La rougeur et la décoloration de l'iris à l'oeil gauche s'en allèrent par dégré dans les premiers quinze jours du traitement, et vers la quatrième semaine je pus même m'apercevoir d'une diminution naissante du filament. A son départ qui eut lieu après six semaines, toute cette production morbide était disparue et il ne restait du mal qu'une légère sensibilité au jour et une petite faiblesse de la vue.

Le hasard me fit passer par sa ville en mars 1851, et je ne manquais pas d'aller le voir. J'eus le plaisir de le trouver bien portant, les yeux n'offrant point de trace du mal.

2. La goutte.

Il y a quatorze ans que je doutais encore de l'efficacité de ces thermes dans la goutte*). Mais depuis ce temps l'expérience m'a donné la conviction, que les goutteux peuvent recouvrir leur santé par ces thermes, pourvu qu'ils suivent le traitement avec persévérance et qu'ils adoptent après une manière de vivre très réglée. Ce n'est pas étonnant, que la goutte épargne des personnes douées d'une disposition héréditaire dont la tendance à ce mal n'est pas encore manifestée par des accès réguliers, si elles prennent ces eaux en propre temps. Mais ce ne sont pas de tels cas qui me font croire à l'efficacité des thermes sulfureux d'Aix-la-Chapelle dans la goutte. Mon opinion est basée sur l'observation de plusieurs malades qui, quoique sujets à la goutte depuis des années, n'en eurent plus d'accès après l'emploi des eaux. Il suffira de dire, que par des renseignemens pris sur des goutteux traités par moi en 1849, 50, 52 et 53 j'ai constaté, que la plupart ont été épargnés de la goutte depuis qu'ils ont pris ces eaux.

Je vis passer par le traitement thermal des maux consécutifs de la goutte tels que des gonflemens de joints, des contractures pas trop avancées, et même un dépôt calcaire, de petites dimensions cependant. Un excès d'acide urique se passa en général très vite sous l'usage des eaux. Les thermes se montraient également efficaces dans la goutte irrégulière.

L'emploi des eaux dans la goutte anomale différait pour beaucoup de celui dans la goutte régulière. Dans celle-ci je préférais en général les bains à l'usage interne, tandis qu'en l'autre le traitement interne me paraissait le plus important comme étant le plus propre à provoquer une goutte régulière. L'observation suivante d'une goutte anomale larvée est trop intéressante, pour ne pas être commémorée ici.

Obs. IX. M. A., rentier, Allemand, agé de quarante ans, homme grand et maigre, dans la famille duquel la goutte était héréditaire, n'offrant pas en apparence de traits d'une dispo-

---

*) Pag. 33 au lieu cité.

sition goutteuse, avait joui d'une parfaite santé dans sa jeunesse. En suite d'un froid gagné deux ans auparavant il fut affecté d'un catarrhe bronchique aigu, qui malgré tous les moyens administrés par un médecin habile et nonobstant la plus grande précaution du malade, passa dans l'état chronique et fut compliqué d'accès d'asthme humide. Après plusieurs essais infructueux à le guérir le médecin conçut l'idée que les attaques d'asthme étaient de cause arthritique. Cette opinion se fondait sur l'observation qu'il avait faite quelquefois, qu'une urine pâle et presque incolore précédait toujours les accès, et que, l'attaque passée, il se montrait une urine de couleur plus foncée et impregnée d'acide urique. C'est pour cela qu'il recommanda les eaux d'Aix-la-Chapelle. A son arrivée, le 25 juin 1849, le malade venait d'avoir un nouvel accès, qui l'avait retenu plusieurs jours dans une ville voisine. Je trouvais les urines pleines d'acide urique. L'auscultation fit remarquer du râle muqueux. Voix et percussion normales. Toux assez forte. Un mucus bronchial épais fut expectoré sans difficulté. Le malade était sans fièvre; le pouls de 70; un peu faible. Le malade accusait de la faiblesse et d'être hors d'haleine en marchant. Digestion bonne, le sommeil excellent. Il commença par prendre à peu près 300 grammes d'eau, et s'en trouvant bien, la dose en fut graduellement portée à environ un litre par jour. Le malade prit des forces, la toux et l'expectoration diminuaient journellement. Les urines étaient devenues claires dans les premiers jours. Le 10 juillet il accusait une lassitude et un manque d'appétit. Soif augmentée. La langue un peu chargée. Constipation. Le pouls plus plein que d'habitude, 84. — Je lui préscrivis un apéritif salin. Repos, diète. — Le 11. Une douleur à l'orteil du pied droit l'avait éveillé la nuit. Je le trouvai enflé à l'épiphyse métatarsienne et d'une rougeur légère. La douleur, qui du reste n'était pas très vive, gagnait d'intensité au toucher. En même temps la toux était très soulagée. La médecine avait procuré des garderobes suffisantes. Pouls le même que la veille. L'orteil fut couvert de flanelle; le régime fut maintenu. — Le 12 juillet le gonflement et la douleur restent les mêmes. Pouls 76. La soif moindre; la langue moins chargée. Les urines renferment de l'acide urique; sueurs abondantes. — Le 13. Une garderobe un peu liquide pendant la nuit. L'appétit augmenté. Le gonflement et la douleur diminuées. Presque pas de toux. La poitrine parfaitement libre.

Le 22 juillet il était rétabli au point de pouvoir commencer à prendre des bains. Il y restait d'abord une demi-heure; en en augmentant graduellement la durée, il parvint enfin à des bains de 45 minutes qu'il continuait jusqu'à son départ le 20 août. Il était parfaitement bien portant alors. Je revis ce malade en 1855, lorsqu'en allant à Paris il passait par Aix-la-Chapelle, et j'appris qu'il avait resté parfaitement libre d'asthme depuis 1849, malgré qu'il avait eu pendant ce temps plusieurs catarrhes bronchiques. De temps à autre il s'était aperçu de quelques douleurs dans les pieds, mais comme ce mal ne durait que deux à trois jours et s'en allait toujours ou par soi-même ou après quelques gouttes de teinture de colchique, il n'en faisait pas grand cas. Il en était plutôt content, le prenant pour un préservatif de l'asthme.

Je vis aussi quelquefois des ophthalmies chroniques causées par la goutte anomale céder aux eaux. Chez un malade, qui fut guéri ici, la goutte anomale compliquée avec des hémorrhoïdes fit paraître de temps à autre des symptômes qui pouvaient faire croire à une maladie organique du coeur.

3. Atrophie musculaire progressive.

Il n'y a pas de maladie, dans laquelle les qualités toniques de ces eaux se manifestent aussi fortement que dans ce mal qui n'est connu que depuis peu. Probablement cette maladie n'est pas aussi rare, que l'on serait tenté de croire parce qu'elle a échappé si longtemps à l'observation, car le monde médical a pris connaissance dans les dernières années d'un assez grand nombre d'observations sur ce sujet. Il s'en faut beaucoup, cependant, que ce mal soit parfaitement connu, et comme chaque communication sous ce rapport ne puisse rendre que des services, il sera probablement bien vu si je me permets de dé-

tailler mes observations sur cette maladie plus que je ne ferai
en autre matière.

M. Aran *) définit cette maladie comme atrophie de muscles
avec altération de nutrition et probablement transformation cel-
lulo-graisseuse de la fibre musculaire, indépendamment de toute
lésion du système nerveux central ou périphérique, et de tout
arrêt dans la circulation. D'après lui, „elle peut être partielle,
localisée à une portion plus ou moins grande du système musculaire des membres supérieurs, ou générale, étendue à la
presque totalité du système musculaire de la vie de relation;
mais sous quelque forme qu'elle se présente, elle offre cette
circonstance curieuse, que dans le membre affecté certains
muscles restent parfaitement intacts au milieu d'un grand nombre
d'autres détruits et transformés. Elle débute ordinairement par
les membres supérieurs; elle est caractérisée d'abord par de
la faiblesse, puis par de l'amaigrissement du membre ou de la
portion du membre affectée, des crampes, des soubresauts dans
les tendons et des contractions fibrillaires. Le dernier terme de
ce travail morbide est la déstruction complèté des muscles
affectés et très probablement leur transformation en tissu cellulo-graisseux. Cette maladie survient tantôt spontanément, sans
cause occasionelle appréciable, tantôt à la suite de travaux qui
nécessitent l'action forcée et continuée de certains muscles.
Elle affecte habituellement des sujets jeunes, robustes et va-
lides, chez lesquels elle constitue toujours, quelque limitée
qu'elle soit, une redoutable infirmité. Sa durée est généralement
longue, sa marche lente et progressive; presque toujours elle
entraîne la déstruction complète du tissu musculaire intéressé.
Il est même rare qu'elle reste entièrement circonscrite aux
muscles primitivement affectés; le plus souvent, elle s'étend au-
delà dans le même membre, ou elle se montre dans la portion
homologue du membre opposé. Tant que le tissu musculaire,
dans les muscles affectés, n'a pas été entièrement détruit et

---

*) Voyez son excellent travail dans les Archives générales de mé-
decine, août et septembre 1850.

transformé en tissu cellulo-graisseux, la fibre musculaire conserve son irritabilité et sa sensibilité électriques; ce caractère est précieux, car il peut servir à distinguer l'atrophie musculaire progressive de quelques affections avec lesquelles elle a de l'affinité. Lorsque la transformation du tissu musculaire est complète, aucun traitement ne peut rendre à celui-ci son intégrité; avant cette époque, on peut espérer d'arrêter la marche de la maladie en agissant sur la fibre musculaire, au moyen de la galvanisation localisée principalement."

C'est avec les mots de l'auteur que j'ai cité les conclusions qu'il a tirées de ses observations, parce que je me propose de les comparer plus bas avec les résultats de mes propres observations. Je dois cependant ajouter, que M. Aran ne paraît pas avoir obtenu alors de grands résultats de l'électricité, car dans un autre lieu de son traité il s'exprime dans ces termes: „Le galvanisme seul, employé par la méthode localisée, m'a paru avoir quelque efficacité en donnant de la force aux malades, en diminuant les crampes, les soubresauts des tendons et les contractions fibrillaires, mais il n'a pas guéri, et lorsque les malades sont sortis de l'hôpital se croyant mieux et ont repris leurs travaux, ils sont rentrés quelques mois après dans un état plus grave, avec une atrophie plus considérable dans les muscles affectés et plus étendue qu'elle ne l'était à leur sortie. Des nouvelles recherches sont nécessaires, cependant, pour qu'on soit définitivement fixé sur la valeur de cette médication dans l'atrophie musculaire." Ces recherches, que désirait alors M. Aran, ont été faites depuis en assez grand nombre par des praticiens distingués, par MM. Duchenne, Schneevogt, Valentiner, Oppenheimer, Gros, par M. Aran lui-même etc.; mais malgré cela le traitement n'est pas très avancé. Il est vrai que l'électricité a guéri quelques malades, mais le nombre des guéris est très-petit en proportion à celui des personnes soumises à ce traitement. Aussi je me félicite de pouvoir faire connaître une médication tout-à-fait nouvelle qui s'est montrée de la plus grande efficacité, savoir l'emploi des thermes d'Aix-la-Chapelle, ce que je vais prouver par les suivantes observations faites sur quatre individus affectés de cette maladie, jusqu'à-présent les seuls cas, que je sache traités par ces eaux.

Obs. X. M. M. de Berlin, négociant, agé de 40 ans, arriva ici le 30 juillet 1850. Il était issu d'un mariage entre cousins germains. M. M. avait été faible toute sa vie, quoiqu'il eut été sans maladie à l'exception des huit dernières années. Il était marié et avait des enfans bien portans. Les premiers symptômes du mal s'étaient montrés avant huit ans, lorsqu'il prenait des bains de mer à l'île de Helgoland. Là, il prétendait avoir pris un froid, en suite duquel il s'aperçut d'une faiblesse des mains bientôt suivie d'un amaigrissement des mains et des avant-bras et de crampes dans les parties affectées. Le mal marchait lentement, mais envahissait avec le temps un grand nombre de muscles. Malgré une foule de traitemens, y compris plusieurs médications par de diverses eaux minérales, la maladie ne fut pas arrêtée dans sa marche et allait du mal en pis. Enfin on pensa aux eaux d'Aix-la-Chapelle comme dernier réfuge. Le malade était de petite taille, très-maigre, d'un teint grisâtre. Malgré la chaleur excessive qu'il faisait alors, il frissonnait toujours et était habillé comme en hiver. Pour chauffer un peu ses mains toujours glacées il les mettait presque constamment dans les pôches bien fourrées de sa capotte. Les doigts étaient émaciés, leurs noeuds prominens. La main était dans la demi-flexion. Les paumes des mains étaient profondément creuses, et l'on sentait à travers la peau les tendons des fléchisseurs et les os métacarpiens. A leur dos les espaces interosseux ne montraient pas de dépression. Des mouvemens des mains sur les avant-bras gênés la flexion était plus libre que l'extension, la pronation plus que la supination. Les parties dorsales des avant-bras étaient amaigries, les fléchisseurs aplatis; on pouvait sentir leurs tendons durs comme des fils de fer. Les deltoïdes étaient aplatis, celui du bras droit plus que celui du gauche. Le bras droit ne pouvait pas être élevé en angle droit. Les espaces intercostaux étaient profondément creux et dessinaient les côtes. Le malade était tourmenté par des crampes dans les bras, surtout aux deltoïdes et dans les espaces intercostaux. La respiration était courte; le pouls petit et faible, mais régulier. Les bruits du coeur montraient peu d'étendue et d'intensité. La peau était d'une sécheresse constante et ressemblait à du parchemin. Les jambes étaient encore libres, mais on voyait quelques tâches brunâtres au-dessus des genoux, qui, au dire du malade, partout ou elles s'étaient montrées avaient précédé une nouvelle invasion des muscles sousjacens par la maladie. L'état du malade faisait pitié; quoique les jambes étaient encore saines, la gêne de respiration l'empêchait de prendre de l'exercice et il ne pouvait marcher que lentement. Son sommeil était troublé tant par le gêne de respiration que par de crampes au thorax et aux bras. Si fatigué d'être couché d'un côté il voulait tourner sur l'autre, il était forcé d'appeler pour cela son domestique, ne pouvant se remuer lui-même. L'appétit était bon, mais la digestion lente. Le malade fut avisé de boire les eaux, d'y ajouter de temps à autre un sel apéritif et de prendre des bains. Ne les trouvant suffisamment chauds qu'à 39 degrés C., il les prit à cette température*). Il s'y trouvait très à son aise. Ne croyant pas sa peau très-accessible à l'influence du bain, je lui en fis graduellement augmenter la durée jusqu'à ce qu'il arriva à y rester deux heures. Quatre semaines s'écoulèrent sans être troublées par un incident, mais l'état du malade restait toujours le même. Un seul symptôme, qui put indiquer un changement, fut observé dans les derniers trois ou quatre jours: c'était une légère transpiration graisseuse au front. Le malade désirant retourner chez lui, je n'essayai pas de le persuader à rester plus longtemps, ne voyant pas de changement en mieux et ignorant, si les eaux en produiraient dans un mal, dans lequel jusqu'alors elles n'avaient été jamais essayées ni par moi ni par les confrères auxquels j'en parlais. Par conséquent le malade partit après un séjour d'un mois, tout-à-fait dans le même état

---

*) Dans un lieu de bains qu'il avait visité avant de venir à Aix-la-Chapelle, son médecin avait insisté de lui faire prendre des bains à 32 degrés C. Le malade avait frissonné toujours dans ces bains, et ne les supportant pas bien, il était bientôt forcé de quitter.

qu'au jour de son arrivée. Je ne fus pas peu surpris de le revoir tout-à-fait changé en juin 1851. Il avait gagné meilleure mine; au lieu du teint grisâtre qu'il avait exhibité l'année passée, la figure était fraîche. Il n'était plus si maigre. L'atrophie avait quitté entièrement les muscles intercostaux et les deltoïdes. L'atrophie des muscles des mains et des avant-bras était resté la même, que je l'avais vue l'anné passée. L'étendue et l'intensité des bruits du coeur étaient augmentées. La respiration n'était plus gênée. La peau transpirait normalement. La chaleur animale était plus développée. Il pouvait faire d'assez longues courses sans en être fatigué. Voilà ce que j'appris. Huit à quinze jours après son départ la peau était devenue plus souple et avait perdu sa sêcheresse. En même temps il commença à s'apercevoir d'une amélioration d'une partie des muscles atrophiés. Cette amélioration avait continuellement fait des progrès. — Le malade était revenu ici pour essayer encore une fois des vertus des eaux pour les muscles, qui n'avaient pas encore participé aux bons résultats de la cure antérieure. Mais ni ce second usage des eaux en 1851, ni un troisième essai fait en 1852 changèrent l'atrophie musculaire aux mains et aux avant-bras. Les muscles qui avaient profités du premier traitement ne furent plus saisis d'atrophie.

Obs. XI. Mme. B. de Berlin, soeur du malade dont je viens de parler, s'était aperçue des premiers symptômes d'atrophie musculaire progressive avant neuf ans, en même temps que son frère lors de leur séjour à l'île de Helgoland. Comme lui elle dérivait son mal d'un froid auquel elle s'était exposée alors. Malgré toutes les médications qu'on lui opposait, le mal s'etait empiré continuellement pendant les neuf années, qui s'étaient écoulées dès son commencement. Dans les dernières années la malade avait perdu même l'usage des extrémités inférieures. Après avoir passé toute la journée dans un fauteuil, elle devait être mise au lit par une servante. Elle était sujette à des accès d'hémoptysie et souffrait de palpitations du coeur assez fortes. Elle avait déjà perdu tout espoir, lorsque les effets des eaux sur son frère l'animaient de nouveau courage. Quoique ses médecins n'approuvassent pas son plan d'aller à Aix-la-Chapelle, ils durent céder aux désirs de la malade. Elle arriva ici le 20 mai 1851. Cette pauvre dame comptant alors trente-sept ans, pouvait facilement être prise pour une sexagénaire, tellement elle était vieillie par de longues souffrances. La figure amaigrie avait un teint jaunâtre. Au cou maigri se dessinaient des creux formés par l'atrophie du digastrique et du mylo-hyoïdien. Les antagonistes de ces deux muscles étant libres, la malade ne pouvait ouvrir la bouche qu'incomplètement. L'atrophie des muscles intercostaux fit paraître des creux dans les espaces des côtes fortement dessinées. La malade avait presque toujours la tête courbée et les épaules élevées, comme nous le voyons en général chez des personnes, trouvant le besoin d'assister l'inspiration gênée en prenant cette position. Les muscles extenseurs des deux mains étaient amaigris. Les espaces intermétacarpiens étaient marqués par des dépressions très-prononcées. Les doigts des deux mains ressemblaient à des griffes, et plusieurs parmi eux présentaient la troisième phalange en extension pendant que la main et les autres phalanges persévéraient dans un état de demi-flexion. Les paumes des mains étaient un peu déprimées. Les éminences hypothénars très-affaissées. Les éminences thénars assez bien conservées. Les muscles de l'index et du pouce de la main droite étant intacts, la malade pouvait faire des ouvrages d'aiguille et elle brodait presque sans difficulté. Les bruits du coeur ne s'entendaient qu'à une petite étendue et n'avaient que très peu d'intensité. Le pouls lent et faible. La malade se plaignait très-souvent de palpitations. D'après l'examen physique les poumons ne paraissaient pas souffrir. Aux jambes la peau était très-pâle et froide; les masses musculaires offraient peu de résistance au toucher, et les extenseurs ainsi que les fléchisseurs paraissaient mous et privés d'élasticité. La maladie, cependant, n'était pas aussi avancée dans les muscles des extrémités inférieures, celles-ci ayant été envahies les dernières; et les jambes n'étaient pas aussi maigries que les au-

tres parties du corps affectées depuis plus longtemps. Le mal
qui avait commencé aux mains, était le plus prononcé aux extenseurs des mains, moins aux muscles intercostaux, encore
moins au cou. Aux jambes l'atrophie n'était pas très avancée
et on ne pouvait que la soupçonner au coeur. La malade
accusait des douleurs spasmodiques dans presque tous les muscles atrophiés. Elle souffrait moins là où le mal était le plus
avancé. Elle était très-sensible au froid. L'appétit bon, la digestion en général en bon état. La malade était bien réglée,
elle était mariée et ses enfans étaient bien portans, même le
plus jeune, une fille de six ans, née durant la maladie de la
mère. Elle commença par des bains d'à-peu-près 38 dégrés C.
d'une demi-heure. Mais comme elle assura, que depuis des
années elle ne s'était pas trouvée si bien, si parfaitement libre
de douleurs, de palpitations du coeur et de toute gêne de respiration, que pendant cette demi-heure qu'elle avait passée
au bain, celui-ci fut graduellement prolongé jusqu'à deux heures
de durée. L'eau ne fut pas administrée en boisson. Elle avait
continué de sorte dès le 21 mai jusqu'au 8 juin, lorsqu'elle
fut prise d'une violente attaque d'hémoptysie. Heureusement
cet accès se passa après quelques doses d'acétate de plomb
avec de la morphine; et la malade put reprendre l'usage des
bains le 15 juin. — Son état s'était amélioré visiblement dès
ses premiers bains. La peau des jambes avait gagné une température plus normale, et ceux des muscles, dans lesquels le mal
était moins dévéloppé, montraient plus d'élasticité. Sous ces circonstances il me vint l'idée, que des béquilles seraient utiles à la
malade. J'espérai, qu'elles assisteraient les jambes à mieux
porter le poids du corps, qu'elles faciliteraient la respiration en
fixant les épaules, qu'en tout cas elles serviraient à l'extension
du corps, et que les jambes pas moins débilitées faute d'exercice que par la maladie seraient mises en état de prendre
quelque exercice et gagneraient ensuite de la vigueur. J'avais
à lutter contre la vive opposition de la malade, qui montrait
une forte répugnance à ces instrumens, mais elle céda enfin,
et lorsqu'en les essayant la première fois le 20 juin — un

mois après son arrivée — elle trouvait que les muscles des jambes avaient gagné autant de force qu'elle pouvait marcher quelques pas à l'aide des béquilles, elle crut être au comble du bonheur. Elle continuait les bains et s'exerçait journellement à marcher avec les béquilles. L'amélioration allait toujours en augmentant. Un oedème des pieds et des jambes qui se montrait en suite des exercices pédestres, céda vite à une compression exercée par un bandage de flanelle; les plantes des pieds qui pour des années n'avaient pas touché la terre, s'irritaient par la friction insolite et incommodaient la malade pour deux à trois jours; mais à l'exception de ces bagatelles le bien-être ne fut plus troublé. A son départ qui eut lieu le 5 août, le mal avait quitté les muscles intercostaux et ceux du cou. Elle pouvait ouvrir la bouche sans difficulté. Les jambes avaient pris autant de vigueur à lui permettre de marcher avec les béquilles durant un quart d'heure. Dans sa chambre la malade pouvait même marcher quelques momens sans béquilles. Elle se tenait presque droite. Le thorax s'était élargi, la respiration n'était plus gênée. Il n'y avait plus de crampes. Le sommeil était bon. La peau avait une chaleur normale. Les bruits du coeur avaient gagné en étendue et en force. Le pouls était plus fort. Les muscles, qui n'avaient pas profité des bienfaits des eaux, étaient les extenseurs des mains et les fléchisseurs des éminences hypothénars. Il reste à remarquer que pendant toute la durée du traitement il ne s'était jamais montré une augmentation considérable ni des sueurs ni des urines. — Cette dame retourna à Aix-la-Chapelle en 1852. Les effets du traitement de l'année précédente n'étaient pas perdus, mais la malade ne s'étant pas assez exercée aux béquilles, son marcher n'était pas meilleur que l'année passée au temps de son départ. L'état de santé générale était beaucoup amélioré. Elle était plus forte; la circulation était bonne. — Cette fois-ci les bains ne furent ni aussi chauds ni d'une aussi longue durée. Après un séjour de deux mois Mme. B. quitta en bonne santé et pouvait faire de petites marches sans béquilles, dont cependant je l'avisais à maintenir l'exercice. Tous

les muscles, qui avaient été le siége du mal auparavant en
étaient libres, ceux des avant-bras et des mains exceptés, dans
lesquels il ne s'était pas montré le moindre changement en
mieux.

Obs. XII. M. P., capitaine dans l'armée Anglaise, âgé de
50 ans, arriva ici le 19 juillet 1853. Il avait constamment
mené une vie très-réglée, et s'était porté assez bien jusqu'en
1846, lorsqu'il fut pris d'une fièvre typhoïde. La fièvre était
des plus sévères et la convalescence très-longue. Dès lors il
était sujet à des affections gastriques, qui se répétaient fréquemment et laissaient le malade dans un état d'affaiblisse-
ment. En suite d'un grand effort qu'il fit de ses mains avant
deux ans, voulant mettre son épouse à l'abri d'un danger qui
la menaçait, il s'aperçut d'une faiblesse de sa main droite qui
lui rendait difficile à tenir la plume. Un peu plus tard la
même faiblesse s'empara de la main gauche. Depuis la motilité et la sensibilité des mains et des avant-bras furent troublées. Il fut tourmenté par des crampes et des soubresauts
aux deux avant-bras. On s'était aperçu depuis long d'un amaigrissement des fléchisseurs. Je notais un aplatissement surtout
des fléchisseurs. Les pronateurs et supinateurs offraient un
amaigrissement un peu moins considérable. Les paumes des
mains étaient profondément creuses et l'on sentait à travers la
peau les tendons des fléchisseurs et les os métacarpiens. Les
éminences thénars et hypothénars aplaties. Les espaces interosseux marqués par des sillons profonds. La face palmaire des
doigts aplatie. Les mouvemens des mains très-incomplets. C'était
avec les plus grands efforts qu'il pouvait signer son nom. Il
n'y avait pas de symptômes d'une lésion de la moëlle épinière.
Je ne pus pas découvrir une maladie organique des viscères
abdominaux, mais je le trouvais souffrant d'un gastricisme qu'il
attribua aux fatigues du voyage. La langue était chargée, le
goût amer. L'appétit manquait. Il y avait de la constipation.
Abattement général. Pouls fréquent et faible. Lorsque le malade fut libéré de son gastricisme, je le fis commencer avec
des bains simples, par lesquels il assurait se trouver très-ra-

fraichi. Le malade étant plus sensible et n'ayant pas autant de forces, la peau ensuite étant plus active, que chez les sujets de deux observations précédentes, il ne devait rester plus de vingt à trente minutes dans un bain de 34 à 35 degrés C. Les douches furent essayées à des intervalles assez longs, mais comme elles paraissaient trop l'exciter, elles furent abandonnées. J'essayai aussi l'usage interne des eaux, mais comme le malade s'y sentait une grande répugnance, j'y renonçai bien vite, de peur de déranger la digestion. M. P. continuait à prendre les bains jusqu'au 5 août. Le traitement fut deux fois interrompu par des indigestions légères, mais un bon régime et des apéritifs légers alternans avec des toniques les dissipèrent assez vite. A son départ les muscles atrophiés étaient tant soit peu améliorés. Le malade se sentait mieux et plus fort. Je l'avisai de faire usage d'un liniment stimulant, de prendre de temps à autre une petite dose de teinture de rhubarbe et de se nourrir d'alimens fortifians et faciles à digérer. Le hasard me fit trouver ce malade à Paris en avril 1854 J'étais heureux de le voir bien mieux. Les muscles des deux mains étaient devenus beaucoup plus forts et il pouvait se servir de ses mains avec plus de facilité. Plus tard, au mois d'août 1855, je fus informé de sa guérison parfaite par une lettre très-lisiblement écrite, qu'il déclara être un autographe.

Obs. XIII. M. H., âgé de 60 ans, rentier Anglais, avait presque toujours joui d'une bonne santé, qui cependant fut troublée parfois par de violentes migraines, auxquelles il était sujet depuis son enfance. C'est pour cela qu'il s'était habitué à ne prendre que peu de nourriture et à avoir fréquemment recours à des apéritifs, ce qui était probablement la cause, que malgré sa bonne constitution il restait toujours maigre et avait la mine délicate. Pendant l'hiver rigoureux de 1854 à 55 il se trouvait très accablé par le froid, et c'était au mois de mars 1855, qu'il s'aperçut d'une faiblesse et d'une maigreur des deux mains. Peu de temps après il trouva de la difficulté à maintenir la tête dans la rectitude. En marchant surtout, la tête s'abaissait malgré tous les efforts qu'il faisait à la tenir

droite. Etant assis il pouvait la tenir plus longtemps dans sa
position. Cet abaissement de la tête lui survint quelquefois si
subitement, qu'il lui causait la sensation d'étouffer. Le mal
allait en augmentant et l'empêcha de marcher. Consulté là-
dessus, je lui conseillai l'usage des thermes d'Aix-la-Chapelle.
Sur cet avis il se mit en voyage et arriva ici le 3 août 1855.
Le malade était de grande taille, maigre, avait la figure pâle,
il paraissait faible; à sa mine cependant on ne l'aurait pas
pris pour un sexagénaire, car malgré sa faiblesse il paraissait
plus jeune qu'il ne l'était. Les organes digestives en bon
ordre. Le pouls lent et faible. La peau froide. Les gencives
pâles. Les éminences thénars et hypothénars des deux mains
très-aplaties. Les paumes des mains amaigries à un degré à
faire paraître les bords des métacarpiens. Les interosseux atrophiés faisaient paraître des sillons profonds aux espaces interosseux. Tous les muscles des bras et avant-bras étaient
maigres, et n'offraient pas la résistance normale. Le mal n'y
avait, cependant, pas fait de grands progrès, car tous les mouvemens pouvaient être exécutés quoique quelques-uns parmi
eux demandaient des efforts et causaient de la fatigue. La main
tremblait en écrivant, et il ne pouvait écrire que pour peu de
minutes et qu'avec de grands efforts. Les muscles de la nuque
étaient amaigris, les trapèzes surtout paraissaient très-minces.
Quand le malade se mit en mouvement, la tête s'inclina presque instantanément, et il fut forcé ou de s'asseoir ou de se
servir de la main pour la ramener et la maintenir dans la
rectitude. Le malade portait une cravatte très-haute et raide
pour supporter le menton, mais elle ne suffisait pas. Il souffrait des crampes aux muscles atrophiés. Il n'y avait pas de
symptômes d'une affection de la moëlle épinière. Le malade
fut avisé de prendre une nourriture animale et quelques verres
d'un bon vieux bordeaux par jour, de boire deux verres d'eau
sulfureuse. Il prit des bains simples et des bains à douche,
tous les deux combinés avec friction. Les bains ne duraient
jamais plus de vingt à trente minutes. Leur température était
de 35 degrés C. Considérant sa grande faiblesse je lui fis

prendre de plus du sulfate de quinine en petites doses. Ce traitement fut modifié d'après les circonstances. Quand le pouls gagna trop de plénitude, je cessai de donner de la quinine et du vin et suspendit l'usage interne des eaux. Des constipations survenantes de temps à autre furent soignées par des purgatifs légers ou par des lavemens. Bref le but du traitement était de fortifier le malade sans trop l'exciter. Les effets ne se firent pas attendre très-longtemps, car le malade avait à peine suivi le traitement pendant trois semaines, que la circulation devint plus active, la température de la peau s'augmenta et les muscles atrophiés commencèrent à montrer un accroissememt de vigueur. Le 24 septembre, la veille de son départ, la santé générale était excellente, les muscles de la nuque avaient gagné du volume, les espaces interrosseux n'étaient plus creux, les affaissemens des éminences thénars et hypothénars étaient diminués, les bras devenus plus musculeux. La tête pouvait être maintenue plus longtemps sans incliner. Ayant déjà observé deux fois, que l'atrophie musculaire progressive, une fois qu'elle a commencé une marche rétrograde continue à s'améliorer, je n'essayai pas à retenir plus longtemps le malade que des affaires de famille rappelèrent.

Conclusions. 1. Ces quatre observations font voir l'atrophie musculaire progressive dans des états de développement différens. Dans les deux dernières le mal n'était pas très avancé comparativement. Les deux premiers malades avaient le mal étendu sur une grande partie des muscles. Partout le mal avait commencé aux mains. Il est probable qu'en suite de sa durée plus longue aux muscles atrophiés des mains et des avant-bras chez les deux premiers malades, ces muscles s'étaient transformés en tissu cellulo-graisseux et partant résistaient à des moyens curatifs, qui chez les mêmes malades se montraient d'une grande efficacité à faire rétrograder le mal dans les muscles affectés plus tard et moins altérés. Les muscles qui furent saisis le plus tard, dans le cas de Mme. B., étaient ceux des extrémités inférieures. M. Aran trouve, que la circonstance que le mal débute par les membres supérieurs, fournit un excellent moyen à le diagnostiquer d'une maladie de la moëlle épinière. Les cas relatés par moi ne peuvent que confirmer la justesse de cette observation.

2. Les succès obtenus dans les quatre cas parlent en faveur de la définition de cette atrophie, car il est permis de douter si des atrophies d'une aussi grande étendue et datant de si longtemps auraient pu être guéries, si elles avaient été causées par des lésions du système nerveux central ou périphérique ou par un arrêt dans la circulation. Si quelque peu d'autopsies ont fait voir une lésion du système nerveux, il reste à savoir, si celle-ci fut la cause ou plutôt le produit de l'atrophie musculaire progressive.

3. Trois des malades attribuèrent leur infirmité à l'influence d'une température diminuée. Mais il faut bien qu'il y ait eu quelque cause outre le froid, car si celui-ci à lui seul pouvait l'entraîner, ce mal serait probablement beaucoup plus commun qu'il ne l'est. Chez les deux premiers malades, il est impossible de tracer quelque autre cause, pourvu que nous ne soyons disposés à accuser la proche parenté, qui existait entre le père et la mère des malades. Dans le troisième cas, celui du capitaine P., il est probable, que la nutrition altérée par les gastricismes répétés auxquels le malade était sujet depuis sa fièvre typhoïde, ait mis le fond de l'atrophie. L'effort, qu'il fit de ses mains à protéger son épouse, ne peut être considéré que comme cause occasionelle. Peut-être il était même tout-à-fait innocent du mal, et le malade ne l'accusa comme cause que parce qu'il s'était aperçu de son infirmité bientôt après. Dans le dernier cas, celui de M. H., c'étaient la nourriture insuffisante et l'abus de purgatifs, qui avaient probablement détérioré la nutrition et provoqué une anémie, et que l'on pouvait faire redevables de la maladie. Contrairement aux observations de M. Aran, les malades observés par moi n'étaient ni jeunes ni robustes. Chez aucun l'infirmité ne s'était formée en suite de travaux nécessitant l'action forcée et continuée des muscles.

4. La marche du mal était lente et progressive. Là même où il avait fait les plus grands ravages, il avait laissé des

muscles intacts dans le voisinage immédiat d'autres détruits ou transformés.

5. L'atrophie musculaire progressive peut être guérie par les eaux sulfureuses d'Aix-la-Chapelle. Chez M. M. et sa soeur il ne fut préscrit aucun autre médicament, auquel on eût pu attribuer quelque influence sur la guérison. Le sujet de la troisième observation, le capitaine P., ne prit de la médecine que quand l'état de la digestion la demandait. Chez M. H. certainement le changement de nourriture et la quinine peuvent avoir contribué à améliorer l'état du malade. L'efficacité des eaux, certes, aurait été mise plus hors de doute sans la quinine, mais l'extrème faiblesse du malade me parut en indiquer l'emploi.

6. Le mal une fois arrêté dans sa marche et devenu rétrograde par les eaux d'Aix-la-Chapelle, continue à s'améliorer même après que les malades en ont cessé l'usage.

Je pourrais ajouter d'autres conclusions à tirer de ces observations, mais je crains d'en fatiguer le lecteur. Il me reste, cependant, à donner raison de ce que je n'ai pas essayé l'électricité, quoique ce soit la médication presque unique recommandée par les auteurs. Lorsque je donnais mes soins à M. M. et à Mad. B., je n'avais pas encore lu l'article de M. Aran. Ce ne fut qu'en été 1852 que j'en pris connaissance. Plus tard je ne fus tenté d'essayer l'électricité ni chez le capitaine P. ni chez M. H., convaincu que j'étais de l'efficacité des thermes. J'aurais pu avoir recours à l'électricité pour distinguer les muscles atrophiés de ceux qui étaient restés intacts, mais le diagnostic étant parfaitement clair dans ces deux cas, je pouvais bien m'en passer.

4. La paralysie. Les affections de la moëlle épinière. L'anésthésie.

Les eaux d'Aix-la-Chapelle sont fréquemment vantées pour les paralysies, mais elles ne méritent cette réputation que sous de grandes restrictions. Dans les hémiplégies dépendantes d'un ramollissement ou d'une hémorrhagie du cerveau il est à craindre que les eaux ne provoquent des congestions sanguines vers la tête, qui mettent en danger la vie du malade en précipitant un nouvel accès d'apoplexie. Elles sont, cependant, employées avec avantage dans les paralysies produites par une affection de l'organe central, après que celle-ci a cessé d'exister ou si le mal est l'effet d'une anémie. Dans les paralysies *localisées*, surtout d'origine rhumatismale ou métallique, les thermes ne peuvent que faire du bien.

L'usage interne des eaux et leur emploi à l'extérieur peuvent avoir lieu dans les paralysies rhumatismales et métalliques et dans celles qui ne sont que de cause hystérique ou anémique. Aux autres paralysies l'usage externe en bains simples ou à douches est préférable. Voulant fortifier des parties paralysées, il est absolument nécessaire de ne pas trop exciter les systèmes vasculaires et nerveux. En général il faut agir avec le plus grand ménagement et avoir égard au plus petit changement de la circulation. Ce n'est qu'en suivant ces principes, que l'on peut réussir dans le traitement thermal des paralysies. Je compte mes succès surtout parmi les paralysies du nerf facial, les paralysies affectant un bras seulement et dans les paraplégies. Les cas guéris des deux premières catégories étaient pour la plus grande partie d'origine périphérique. En faisant mention des succès obtenus dans les paraplégies je suis loin de prétendre que les eaux puissent être utiles dans des affections chroniques de la moëlle épinière très avancées; mais je puis assurer que j'ai eu à me louer plusieurs fois des effets des eaux dans des affections de nouvelle date. J'aurais hésité d'en parler de peur d'être soupçonné d'une erreur de diagnostic, si je n'étais pas parfaitement convaincu de la justesse de mes observations. Les observations suivantes feront probablement disperser de tels soupçons.

Obs. XIV. M. S., agé de 54 ans, fabricant de draps à Aix-la-Chapelle, père d'une nombreuse famille, homme maigre, de haute taille, ayant une disposition héréditaire à la phthisie, avait presque constamment joui d'une assez bonne santé. Sa constitution était très faible et l'activité excessive du malade ne tendait pas à la rendre plus forte. En mai 1846 il s'aperçut pour la première fois d'un engourdissement des pieds. Le mal allait en augmentant et quelques semaines plus tard il se trouvait si faible sur ses jambes, qu'il ne pouvait marcher plus de dix minutes. Consulté par lui, je ne trouvai pas d'autres symptômes d'une affection de la moëlle épinière, et lui même n'eut à se plaindre d'autre chose que de son engourdissement et de difficulté à marcher. Je lui préscrivis les eaux sulfureuses tant en boisson qu'en bains simples et à douche. Après douze bains et autant de douches il déclara se trouver parfaitement bien et de ne plus sentir aucune faiblesse. Vraiment il pouvait marcher pour une heure de suite. Cet état de parfaite santé, sur lequel je ne manquais pas de prendre des renseignemens de temps à autre, continuait jusqu'au juin de l'année prochaine 1847, temps où il commença à s'apercevoir d'un retour de l'engourdissement des pieds et de la difficulté à marcher. Mon avis fut le même que l'année passée, mais l'usage des eaux fut remis d'un jour à l'autre. Ce ne fut qu'après que la maladie eut fait de grands progrès qu'il commença à prendre les eaux vers la fin du mois de juillet. Cette fois-ci ni le traitement thermal ni d'autres médications qui le suivirent ne firent aucune impression sur la marche de la maladie, qui faisait des progrès si rapides, qu'au décembre de la même année les membres supérieurs et inférieurs et le tronc furent parfaitement paralysés. Les forces s'abaissèrent si vite, qu'il succomba dans les derniers jours de l'an. L'autopsie ne fut pas permise. Cette marche rapide d'une maladie, qui en général ne fait ses progrès que très lentement m'étonnait aussi bien que deux de mes confrères qui avaient soigné le malade avec moi. Mais lorsque plus tard il fut connu que le décédé, que l'on avait généralement cru être très à son aise, était ruiné longtemps avant sa mort et que sa situation lui avait causé une inquiétude continuelle, nous savions mieux nous expliquer la marche accélérée du mal et le décès prématuré du malade.

Obs. XV. M. M., agé de 40 ans, directeur d'usines en Ecosse, arriva à Aix-la-Chapelle le 19 août 1852. Il était doué d'une très-forte constitution et sa santé n'avait été troublée

que très-rarement. Depuis quatorze à quinze mois il s'était
aperçu d'une faiblesse aux jambes. Je trouvai leur sensibilité
et motilité très-altérées. En marchant il ne pouvait pas distinguer par le toucher, s'il mettait les pieds sur le tapis ou sur
le plancher. Essayant de marcher les yeux fermés il manquait
de tomber. Il souffrait d'incontinence d'urine. L'appétit était
bon, l'appareil digestif opérait bien, l'évacuation se fit, cependant, avec quelque difficulté. Le malade se trouvait très-
bien de l'usage interne des eaux, de bains simples et à douche.
A son départ, qui eut lieu le 27 septembre, l'évacuation alvine
se fit sans difficulté, l'émission involontaire d'urine avait cessé,
le malade marchait plus aisément et ayant les yeux fermés en
marchant il n'était plus en danger de tomber. Il lui restait, il
est vrai, une faiblesse aux jambes, qui ne lui permit pas de
faire des courses de plus d'une mille Anglaise, et ce peu d'exercice même le fatiguait. Ce malade est revenu prendre les eaux
en 1853, 54 et 55. Son état est résté stationnaire depuis son
départ d'Aix-la-Chapelle en 1852. La faiblesse aux jambes est
toujours la même.

Ces deux observations prouvent que des maladies chroniques
de la moëlle épinière peuvent être arrêtées dans leur marche
et même guéries par ces eaux. Le premier malade M. S. se
portait parfaitement bien pendant toute une année après la
première cure. S'il est à plaindre, que les eaux n'etaient pas
suivies du même effet la seconde fois, la marche fâcheuse de
la maladie prouve au moins, qu'il n'y ait pas eu d'erreur de
diagnostic. Les cas de maladies de la moëlle épinière que j'ai
vu victorieusement combattues par le traitement thermal n'ap-
partenaient certainement ni à l'atrophie ni au ramollissement,
mais devaient être attribués à une myelite chronique peu
avancée. Là, où la maladie existant depuis longtemps a fait
de grands progrès, les eaux seront aussi impuissantes, que
toutes les autres médications. Il reste, cependant, une exception
à faire en faveur des malades paralysés par cachexie métallique. J'ai vu de tels malades offrant tous les caractères
d'un mal très avancé de la moëlle épinière, qui furent par-

faitement guéris; mais il est permis de douter, s'il y ait eu ici une véritable lésion de la moëlle, ou, ce qui est plus probable, si les souffrances de ces malades ne fussent pas produites par quelque affection des enveloppes de la moëlle ou du canal osseux qui renferme ce cordon nerveux, ou par des lésions des nerfs rachidiens.

D'après ce que nous venons de dire des effets des eaux dans les paralysies on se sentira tenté d'en attendre de même dans les *anésthésies*. Quoique je sois de l'avis que les thermes s'y puissent montrer d'une efficacité non moins grande que dans les paralysies, le peu de cas que j'en ai vus moi même ne m'autorisent pas à être très positif sous ce rapport. Car jusqu'à présent je n'ai donné mes soins qu'à un malade affecté d'une anésthésie complète des nerfs du goût et de l'odorat et à deux autres ayant tous les deux une anésthésie au nerf trifacial d'un côté. Le premier de ces trois malades offrait le mal dans un stade si avancé et avec de telles complications, que l'on ne pouvait s'attendre à aucun résultat. Des deux autres l'un fut guéri.

5. Les névralgies.

Pour comprendre qu'un moyen vanté à juste titre contre les paralysies soit aussi avantageux dans les névralgies, il faut considérer que ces maladies si différentes l'une de l'autre sont très souvent provoquées par les mêmes causes, surtout par une transpiration supprimée, et qu'en tout cas l'action de la peau augmentée par les eaux peut exercer une influence salutaire tant par l'antagonisme entre les nerfs et l'enveloppe cutanée que par l'élimination d'élémens morbides. Du reste on ne doit pas oublier, qu'en variant le mode d'administrer le même médicament on parvient très-souvent à des résultats satisfaisans dans des maux très-différens en apparence.

Les névralgies, dans lesquelles j'ai trouvé les eaux d'une grande valeur, étaient surtout celles des nerfs brachiaux et intercostaux, du nerf sciatique et la névralgie spinale. Dans chaque cas la cause du mal, sa durée et la constitution et le tempérament du malade devaient être pris en considération pour servir de base au traitement. Si le mal était provoqué par une suppression de la transpiration, la première indication était de la rétablir, à quoi servirent de fortes doses d'eau à prendre à l'intérieur, des bains simples et des bains de vapeur. Chez des personnes affaiblies les bains simples et les douches appliquées modérément furent combinés avec l'usage interne des eaux en moyenne dose. Des sujets pléthoriques ne prenaient que des bains simples combinés avec friction et des douches à des intervalles plus ou moins grands. Dans des cas invétérés surtout chez des personnes d'un tempérament phlegmatique de fortes douches furent préférées. Où il y avait complication avec des obstructions des organes abdominaux, ce qui se trouvait presque chaque fois dans la névralgie spinale, l'administration interne des eaux sulfureuses alternait avec celle d'eaux minérales apéritives, ou il fut parfois ajouté à celles-la une dose d'un sel apéritif. Chez quelques personnes, où les douleurs étaient compliquées de grande faiblesse ou d'atrophie de muscles des parties souffrantes, le traitement fut divisé en deux parties dont la première avait le but d'enlever les douleurs, la seconde de fortifier les parties altérées. Parmi ces malades il y a eu plusieurs qui, ne pouvant rester assez longtemps pour voir tous leurs désirs réalisés dans une saison, partirent après être libérés de leurs souffrances, et furent fortifiés par un second traitement l'année suivante. Jusqu'à présent je n'ai jamais vu arriver une fièvre thermale chez des personnes souffrantes de névralgie. L'amélioration se faisait toujours graduellement. Chez quelques malades la douleur semblait s'aggraver d'abord et ne fut soulagée que plus tard pendant leur séjour, ou même après leur départ d'Aix-la-Chapelle. (V. la VI. obs.)

6. Les contractures. Suites de contusions, de fractures et de luxations.

Dans les contractures nous observons presque généralement une contraction spasmodique de certains muscles, une inactivité ou même une atrophie de leurs antagonistes et un gonflement plus ou moins grand de l'appareil ligamenteux des articulations. Il y a lieu à présumer qu'un état morbide constitué par la co-existence de ces symptômes puisse être guéri par ces eaux. Car l'immersion dans l'eau sulfureuse chaude ne peut agir qu'avantageusement sur la contraction des muscles et sur les ligamens enflés, tandis que la douche dirigée vers les muscles inactifs et les ligamens altérés tend à stimuler l'action des muscles et à diminuer le gonflement en activant la résorption. Le but auquel vise la gymnastique médicinale est le même auquel nos frotteurs parviennent en frictionnant les muscles mis hors d'état d'agir et en faisant l'extension des membres contractés. Mais ce n'est pas seulement l'emploi externe de ces eaux qui rend du service dans les contractures. Leur emploi à l'intérieur y est d'une importance presque aussi grande, car outre les contractures de cause traumatique il y en a un nombre aussi grand et même plus grand de cause rhumatismale, arthritique, scrofuleuse etc. C'est précisement dans de tels cas que l'usage des eaux en boisson est indiqué. Les bains de vapeur sont un puissant auxiliaire que nous ne mettons pas continuellement en action, mais dont le secours nous est assuré à calmer l'éréthisme et les douleurs, à faire fondre les gonflemens et quelquefois à combattre la diathèse qui est la cause du mal local. — Nous possédons donc dans ces eaux et les différens modes de leur administration un moyen excellent contre les contractures. Malheureusement la cure de ces infirmités demande très-souvent plus de temps, que la plupart des malades ne veuillent ou puissent consacrer au traitement thermal. C'est pour cette raison que le nombre de guérisons observées par moi, quoique toujours assez satisfaisant, est moins considérable qu'il aurait été, si tous les malades qui pouvaient espérer d'être guéris, avaient eu la persévérance de rester autant de temps qu'il leur aurait fallu.

Dans des cas de fonction lésée restant après des *contusions*, des *fractures* ou des *luxations* j'ai pu mainte fois constater les vertus médicatrices de ces eaux thermales. Les bains simples ainsi que les douches et les bains de vapeur y furent très-utiles tant en accélérant la résorption de produits morbides nés de l'inflammation qu'en rétablissant le ton des muscles devenus inertes par une longue inactivité. J'ai trouvé ces moyens également très-efficaces à faire disparaître les douleurs ressenties aux lieux fracturés sous l'influence des variations de température et de l'électricité répandue dans l'air; et à diminuer les raideurs des articulations suivant les luxations ou les fractures dans la proximité des joints. (Les vraies ankiloses ne peuvent certainement pas profiter du traitement thermal). J'ai cru m'apercevoir dans quelques cas de difformités d'os fracturés provoquées par un cal exubérant, que la médication thermale en diminuait l'étendue. Mais comme de telles difformités s'aplanissent assez souvent par les seuls efforts de la nature, l'observation ne peut fournir que des résultats incertains sous ce rapport.

7. Maladies de la peau.

Le tissu qui subit l'influence directe des thermes et qui est un des principaux conducteurs de leur action sur l'organisme — la peau ne peut certainement pas rester exempte de leurs bienfaits. Aussi ses affections occupent une place prominente parmi les maladies avantageusement traitées par les eaux d'Aix-la-Chapelle. L'opiniâtreté et la tendance à des rechutes, propres à la plupart des maladies cutanées chroniques, sont si grandes que l'on s'est vu très-souvent forcé d'avoir recours aux moyens les plus forts pour les combattre. Nous pouvons nous féliciter de posséder dans les thermes d'Aix-la-Chapelle un agent thérapeutique qui, quoiqu'il ne soit ni avantageux ni applicable en tout cas, est sans aucun danger pour la santé générale et effectue très-souvent des cures, où d'autres médicamens même des plus héroïques échouent.

Les formes des maladies cutanées, pour lesquelles je suis en droit de recommander ces eaux, sont:

L'*herpès*, l'*eczème*, l'*impétigo*, l'*acné*, le *psoriasis*, le *pityriasis*, l'*urticaire* chronique, le *prurigo*, le *lichen* et l'*intertrigo*. Quoique des personnes affectées de ces maladies cutanées bon nombre aient quitté Aix-la-Chapelle sans avoir obtenu leur but, le nombre d'autres malades guéris est si grand, qu'il constitue une forte majorité en faveur des propriétés curatives des eaux dans les affections mentionnées. Outre les espèces que je viens de nommer, j'ai vu d'autres, pour lesquelles je me suis abstenu de recommander les eaux et d'autres encore, auxqu'elles elles n'ont pas fait du bien du tout. La *gale* ne se guérit pas par elles. Que d'anciens auteurs assurent le contraire; — je suis plutôt d'avis que, si l'on a cru avoir affaire à une gale, on s'est mépris sur la nature du mal en prenant un lichen ou un eczème pour telle. Dans *l'ichthyose* dont j'ai vu deux exemplaires, je n'ai obtenu aucun résultat par les thermes. Dans le *cancer* et le *lupus* j'ai dû essayer quelquefois l'effet des eaux, parce que les malades le désiraient vivement, mais elles n'ont rien fait, ce qui était à prévoir. Une *kéloïde* énorme que j'avais à soigner l'année passée chez un natif des Indes occidentales qui en souffrait depuis plusieurs années, parut d'abord s'amoindrir, mais l'espoir de guérir le malade par les eaux ne s'est pas réalisé. Le mal n'avait fait que s'en moquer en paraissant mieux après huit semaines de traitement, car peu de temps après il reprit de l'intensité.

a. L'*herpès*. Les différentes espèces d'herpès prennent généralement une marche aiguë, et alors elles n'indiquent pas l'usage de ces thermes. Mais il y en a quelques formes, surtout l'herpès circiné et phlycténoide qui chez des sujets d'une constitution lymphatique ont la tendance à passer dans l'état chronique. C'est dans de tels cas que j'ai obtenu des succès fort heureux par les eaux. De même j'ai eu l'occasion de constater leur valeur dans des affections herpétiques des membranes muqueuses. L'herpès se montre parfois dans la gorge, sur la luette, aux amygdales ou sur le palais. Quelquefois il paraît se propager sur le larynx et la trachée artère. Au moins il m'a été adressé plusieurs malades, qui à des intervalles plus ou moins longs étaient sujets à du chatouillement au larynx et à des accès de toux très-violens avec de la gêne de respiration et une expectoration muqueuse plus ou moins copieuse, en même temps et même avant que des vésicules herpétiques ne s'étaient montrées à la gorge. L'affection des voies aëriennes s'en allait généralement si vite, que l'on n'en savait expliquer l'origine qu'en admettant la formation d'herpès sur les membranes muqueuses du larynx et de la trachée artère. C'était ce qui avait engagé les médecins à envoyer ces malades à Aix-la-Chapelle. Chez un malade que j'avais à soigner l'année passée, je me suis convaincu moi-même de l'existence de l'herpès sur les amygdales durant l'affection des organes respiratoires, dont il avait un nouvel accès peu de jours après son arrivée. Je n'ai pas vu d'accès chez les autres malades qui étaient venus ici pour le même mal. Ils se sont trouvés tous très-bien pendant un traitement thermal de quatre à six semaines, mais, à l'exception d'un malade qui prenait les eaux en 1840 et se portait encore bien dix ans plus tard, je ne suis pas informé s'ils ont eu des rechutes ou non. Cependant les thermes étant éprouvés comme préservatif dans d'autres formes d'herpès il est à espérer que chez eux ils se soient aussi montrés comme tel.

Quelques praticiens admettent une inflammation chronique de la membrane muqueuse de l'estomac de nature dartreuse. Quoique je ne sache, s'il est permis de ranger ce mal parmi les affections herpétiques, je ne puis pas me passer de mentionner un cas qui est trop intéressant pour ne pas trouver une place ici.

Obs. XVI. Mme. *, agée de 40 ans, de Paris, avait présenté depuis longtemps les symptômes d'une inflammation chronique de la membrane muqueuse de l'estomac. La maladie résistait à tous les traitemens et à la fin l'estomac ne pouvait retenir que très-peu d'alimens. Après de longues souffrances un médecin distingué que la malade avait consulté dernièrement, ayant appris, qu'elle avait eu quelques „boutons" légers à la lèvre avant de souffrir de l'estomac, fut de l'avis que le mal était de nature dartreuse, et indiqua les eaux d'Aix-la-Chapelle. Lorsqu'elle arriva ici au mois de juillet 1849, les symptômes inflammatoires étaient si prononcés, que sans l'autorité du célèbre médecin qui lui avait donné ses avis je n'aurais pas osé lui prescrire l'usage interne des eaux, comme

il est généralement admis que les gastrites contre-indiquent
l'eau en boisson. Cependant je commençai lentement en ne lui
faisant prendre d'abord que deux onces deux fois par jour.
Lorsque l'eau fut bien tolérée la dose en fut graduellement
portée à un demi-litre par jour. Le traitement qu'elle suivait
durant quatre semaines ne fut nullement troublé, tous les symptômes de la gastrite disparurent l'un après l'autre; et la malade partait parfaitement guérie.

b. L'*eczème*. Tant que l'eczème persiste dans l'état aigu,
les eaux sont contre-indiquées. J'ai vu cet axiôme mainte fois
confirmé par des citoyens d'Aix-la-Chapelle, qui souffrant d'un
eczème aigu s'étaient plongés dans les bains, sans avoir consulté un médecin, et qui s'en sont trouvés très mal. Dans les
formes chroniques d'eczème au contraire j'ai eu presque toujours à me louer des effets des eaux. Dans la majorité des
cas elles agissaient très-doucement, et les malades s'apercevaient d'un soulagement qui allait toujours en augmentant
jusqu'à la parfaite guérison; une réaction fébrile ne se montra
que chez peu de malades. Quelques personnes virent leur mal,
surtout les démangeaisons, s'aggraver d'abord, mais furent
guéries malgré cela.

Pendant que les malades étaient hors du bain, les parties
affectées d'eczème devaient certainement être proprement pan-
sées pour empêcher toute friction et pour conserver la propreté.
Les applications locales étaient naturellement telles que l'état
d'irritation les indiquait. Comme dans la plupart des cas je
me bornais à continuer les applications topiques, dont les malades avaient fait usage avant de venir à Aix-la-Chapelle, il
était plus facile de former une opinion sur la part des eaux
à la guérison. Mais ce qui parle encore plus en leur faveur,
c'est que je n'ai rencontré de rechutes que très-rarement. Je
connais des malades qui dans ce moment sont encore libres
d'eczème, depuis qu'ils ont pris les eaux il y a six, huit, douze
ans, et même un, qui s'en trouve encore libre après vingt ans.
Des résultats pareils ne pouvaient être obtenus que par un
changement entier de la vitalité de la peau et de la consti-

tution. Aussi tous les malades se trouvaient mieux en santé générale après la cure. Ce qui regarde la répercussion que beaucoup de médecins craignent à provoquer en guérissant un eczème, je n'en ai jamais observé parmi mes malades. Les cas d'eczème dans lesquels l'usage des eaux restait sans résultat, étaient ou de très-ancienne date, ou les malades s'étaient légèrement écartés du régime nécessaire.

c. L'*impétigo*. De ce mal je n'ai eu à soigner que comparativement très-peu de cas, mais partout les eaux furent suivies d'un succès complet. Les malades étaient tous d'une constitution lymphatique, et chez tous l'amélioration du mal local allait de paire avec celle de la santé générale. C'est pour cela qu'il m'est permis d'espérer que la cure effectuée par les eaux ait été permanente. Malheureusement je n'en ai pas la certitude, car à l'exception de deux dames défigurées par un impétigo figurata, qui furent parfaitement guéries l'une en 1847 et l'autre en 1852 et qui se sont bien portées depuis, je suis sans renseignemens sur l'état actuel des autres malades également guéris par les thermes.

d. Affections des *follicules sébacés; l'acné*. Je ne crois pas, qu'il y ait une eau minérale quelconque assez puissante pour remédier à elle seule à ces affections, si elles sont très avancées. Dans des cas légers les thermes d'Aix-la-Chapelle se montrent assez efficaces, mais pour guérir des malades plus gravement affectés il m'a fallu toujours combiner avec les eaux l'emploi externe d'autres moyens. Les applications topiques devaient répondre à l'obstruction plus ou moins grande des follicules sébacés et à l'état d'irritation de la peau environnante. Tandis que des lotions alcalines servaient à désobstruer les follicules, des lotions au borax et autres tendaient à enlever l'irritation de la peau. Les eaux furent administrées en boisson et à l'extérieur tant en bains simples que de vapeur. Quelquefois il fallait ajouter des sels apéritifs à l'eau prise à l'intérieur.

Les cas de *Sycosis* que j'ai eu à traiter, étaient des plus invétérés. Dans presque tous j'ai cru pouvoir constater une dépendance de la goutte ou du rhumatisme. Cela explique en partie la grande efficacité de ces eaux dans ce mal. Je ne pouvais, cependant, m'attendre à une parfaite cure par les eaux seules, car chez la plupart de mes malades l'altération de la peau était tellement avancée par la longue durée du mal, que je désespérais de ramener la peau a l'état normal sans moyens topiques fort actifs. Je n'en ai, cependant, pas fait usage avant que les eaux n'eussent fait quelque impression sur l'organisme; mais alors le nitrate d'argent, la teinture d'iode et d'autres moyens pareils m'ont fait obtenir des succès très-heureux.

c. Le *psoriasis* d'un dégré de développement modique peut être guéri par les eaux à elles seules, pourvu que la constitution du malade ne mette pas d'obstacle à un long séjour dans le bain. Un psoriasis invétéré et d'autres formes du mal répandues sur une grande partie du corps exigent d'autres médicamens outre les eaux. Le traitement qui m'a le mieux réussi était: l'iodure de potassium combiné avec l'emploi des eaux en boisson, des bains de longue durée, des bains de vapeur et des frictions avec du goudron ou de l'huile de Cade. C'est par ces moyens qu'il fut obtenu non seulement une guérison passagère du mal, mais qu'une grande partie des malades en restaient ou entièrement libres ou en furent épargnés assez longtemps. Ce résultat doit paraître d'autant plus heureux, que le psoriasis est reconnu avoir une grande tendance à des rechutes. Un dermatologue expérimenté*), après avoir essayé toutes sortes de traitement vantées dans le psoriasis, a déclaré dernièrement que de tout ce dont il y a fait usage, il n'avait vu naître du bien, que de l'arsénic et que ce moyen même n'avait pas empêché le mal de reparaître quelques mois plus tard. Ayant réussi à obtenir de bons résultats en combinant les eaux sulfureuses à des médicamens qui sans elles se sont montrés impuissans, il ne m'est pas difficile d'apprécier la valeur thérapeutique des thermes dans le psoriasis. Quand même

---

*) M. Veiel. dans: Deutsche Klinik, 1855.

celui-ci ne fût guéri que pour peu de temps, le traitement suivi par moi, étant complètement inoffensif, devrait être préféré à l'arsénic, malgré la chaleureuse recommandation qu'en ont faite de grandes autorités. Mais il ne me reste aucun doute que le traitement thermal d'Aix-la-Chapelle assisté par les moyens ci-dessus nommés offre de grandes garanties contre des rechutes. Un officier Russe, qui fut guéri en 1835 par l'usage interne et externe des eaux, par des apéritifs et une pommade de goudron, était resté parfaitement libre jusqu'en 1852, où il revint aux eaux d'Aix-la-Chapelle pour un rhumatisme chronique des plus légers. Un Hollandais traité par moi en 1840, fut guéri par l'administration interne de l'eau combinée avec l'iodure de potassium, par des bains simples et de vapeur et par des frictions avec une pommade de goudron, et ne s'aperçut qu'en 1853 de quelque peu de tâches de psoriasis, dont il fut débarassé par un second traitement. — D'autres malades guéris par à-peu-près les mêmes moyens m'ont fait savoir qu'ils sont encore libres après six à sept ans, et d'autres eurent un retour du mal après trois ou quatre ans. Par d'autres malades qui ont quitté en parfaite santé, je suis laissé sans nouvelles sur l'état de leur santé ultérieure. Ceux des malades qui ne furent pas guéris par les eaux, offraient le mal dans une si grande étendue et tellement enraciné que je doute s'ils auraient pu être guéris par une autre médication.

f. *Pityriasis.* Je n'ai jamais observé un cas de pityriasis *rubra aigu* dans ma clientèle parmi les visiteurs des eaux d'Aix, et d'après ce que j'ai vu de ce mal ailleurs je ne serais pas tenté de le soumettre aux eaux. Dans le pityriasis *capitis* et le *versicolor* les sources étaient d'une grande valeur. Outre l'usage des eaux je fis frictionner le cuir chevelu deux fois par jour avec une pommade simple ou au borax dans le pityriasis *capitis.* Le pityriasis *versicolor* demandait l'emploi simultané d'une pommade à goudron ou à huile de Cade. Sur le pityriasis *nigricans* je n'ai pas d'expérience jusqu'à présent.

g. *L'urticaire chronique.* De mes malades affectés d'urticaire chronique un peu plus de la moitié furent guéris par les eaux. Là où le traitement me fit défaut, le manque de succès était à attribuer ou à la longue durée du mal ou à des complications avec d'autres états morbides surtout avec des désordres invétérés et tenaces des organes de digestion, ou à un manque de persévérance des malades qui, ne se trouvant pas soulagés aussi vite qu'ils l'attendaient, perdaient la patience de rester assez longtemps pour voir quelques effets.

h. Le *prurigo.* Ceux qui ont eu l'occasion d'observer beaucoup de cas de prurigo, ne seront pas surpris d'apprendre que deux tiers presque de mes malades affectés de cette maladie quittèrent Aix-la-Chapelle sans être soulagés par les eaux. J'ai obtenu de bons résultats dans plusieurs cas de prurigo *mitis* et j'ai vu même quelques guérisons des formes plus tenaces de prurigo.

i. Le *Lichen.* Le lichen aigu n'est pas de la compétence de ces eaux. Quant au lichen chronique j'ai fait quelques observations qui parlent en leur faveur.

k. *L'intertrigo.* Des médecins qui n'en ont observé que des cas légers ne s'attendront guère à trouver ce mal cité parmi les affections cutanées qui puissent nécessiter ces eaux. Mais ce n'est pas pour l'intertrigo peu développé que je veuille les recommander, quoiqu'il ne puisse que s'en trouver très bien; je pense plutôt aux cas plus graves du mal, qui ne sont pas rares. Car souvent la négligence des malades et, si le mal affecte des dames, leur pudeur ne leur fait chercher l'avis du médecin que quand l'affection aggravée constitue une maladie assez sérieuse et très difficile à guérir. C'étaient précisément de tels cas, que j'avais à soigner parmi les baigneurs. J'ai cependant presque toujours réussi à les guérir. Parfois j'ai observé l'intertrigo à l'âge critique des femmes, et comme la plus légère maladie qui leur survient à cette époque, est propre à les tourmenter et à leur causer une anxiété et une excitation continuelles, je les ai trouvées presque toutes chez lesquelles le mal avait duré longtemps, d'une santé générale très altérée. La cure du mal local leur procurait une sensation de bien-être qui ne manquait pas d'avoir une influence salutaire sur la constitution.

Dans les affections de la peau que je viens de nommer, les eaux agissent tant en moyen curatif, qu'en préservatif chez des malades qui, quoiqu'en étant libres pour le moment, sont menacés de leur retour. Outre ces affections il y en a d'autres qui, quoiqu'elles s'aggravent par les eaux prises pendant la durée du mal, peuvent les indiquer dans le temps libre. Ce sont l'érysipèle et les clous. Autant que l'érysipèle persiste, les eaux ne peuvent que faire du mal; dans les clous elles seraient au moins du luxe; mais fortifiant la peau elles sont très utiles plus tard à détruire la disposition à ces affections.

Dans les différentes maladies de la peau nommées il m'a naturellement fallu varier le mode d'administrer les eaux d'après la cause du mal, l'état d'irritation de la peau et la constitution du malade. D'après ce que j'ai dit des effets des bains simples et de vapeur, des douches et de l'usage des thermes en boisson je crois pouvoir bien me passer d'entrer dans des détails.

8. Les plaies en mauvaise suppuration, les ulcères et les fistules.

Il y a bon nombre de personnes, chez lesquelles la plus petite blessure faite même par un instrument bien tranchant est loin de guérir par adhésion directe ou par bonne suppuration et passe toujours en ulcère tenace. La plupart des personnes que j'ai vues douées de cette fâcheuse disposition avaient le tempérament lymphatique ou souffraient d'anémie; en général elles avaient la circulation très-lente et étaient très-sensibles aux impressions du temps, surtout du froid. Les avantages d'un traitement par ces eaux dans des cas pareils sont aussi grands qu'ils sont faciles à expliquer par l'action augmentée de la peau et la circulation rendue plus vive par les eaux. Chez des personnes atteintes de dartres ou sujettes aux rhumatismes ou ayant une disposition héréditaire ou acquise à la goutte, les plaies ont de même peu de tendance à se cicatriser promptement, et après la cicatrisation même on

voit très souvent les douleurs rhumatismales ou arthritiques se
loger dans la cicatrice ou dans les parties environnantes. On
a d'autant plus raison de s'attendre à de telles conséquences,
quand les blessés ont perdu beaucoup de sang, ou quand on
a suivi un traitement trop antiphlogistique. Des lotions froi-
des trop prolongées ou un froid pris après la blessure sont
très-nuisibles à de telles constitutions. Considérant les effets
des eaux dans les dartres, dans le rhumatisme et la goutte
déjà connus on en peut attendre des effets non moins grands,
quand elles sont mises en usage dans des blessures survenues
à des personnes sujettes à ces maladies. Il ne m'a pas manqué l'occasion de constater leur grande valeur en pareilles circonstances, car malgré la réputation plus ou moins bien fondée
de quelques autres sources thermales pour les suites de blessures, il s'est trouvé toujours à Aix-la-Chapelle assez de blessés
soit au duel soit dans les guerres du Caucase, de l'Algérie,
du Schleswig-Holstein etc., qui n'ont eu qu'à se louer de leur
séjour à ces eaux.

Les thermes ont aussi le grand avantage d'accélérer l'élimination d'esquilles et de corps étrangers logés dans les plaies,
et on voit des fragmens de boulets, de bourre, de vêtemens
etc. quitter les lieux où ils s'étaient mis en cachette depuis
longtemps et s'approcher de plus en plus de la surface du
corps, jusqu'à ce qu'on peut les extraire facilement. J'ai vu
plusieurs fois des fistules causées ou maintenues par des corps
étrangers se guérir de cette manière après un usage des bains
comparativement court.

Sur les ulcères de caractère atonique les eaux exercent
une influence bienfaisante, qui peut être attribuée en partie à
leur action fortifiante générale. J'ai observé presque toujours
qu'après quelques bains les ulcères se nettoyaient et gagnaient
une apparence plus saine en se couvrant de bonnes granulations. Dans quelques ulcères atoniques l'effet des thermes était
si prompt, que l'on était presque tenté de croire à une action
spécifique.

9. Affections chroniques des membranes muqueuses des organes
respiratoires. Aphonie nerveuse.

Les catarrhes chroniques du nez, du larynx, de la trachée
artère et des bronches sont fréquemment soulagés et même
guéris par les eaux. Elles rendent les plus grands services
dans des cas distingués par une abondante sécrétion muqueuse.
Des différens moyens d'appliquer les eaux j'ai toujours considéré leur emploi en boisson comme le plus puissant dans les
affections nommées, mais je ne négligeais pas pour cela leur
usage externe. Dans plusieurs cas j'ai obtenu de bons succès
des bains de vapeur, surtout de ceux du bain neuf, où les
membranes muqueuses des voies aëriennes furent mises en
contact direct avec les vapeurs. Je puis presque me passer de
dire que ces eaux sont contre-indiquées quand il y a lieu de
supçonner la présence de tubercules aux poumons.

Les avantages à dériver de ces thermes sulfureux dans
les catarrhes chroniques du *larynx* sont généralement reconnus.
Mais il est moins connu que les eaux rendent de grands services dans l'*aphonie nerveuse*. C'est probablement la cause de
ce que nous ne voyons que très-peu de personnes tellement
affectées à Aix-la-Chapelle. Les succès brillans, cependant, que
j'ai obtenus dans quelques cas par l'eau administrée en boisson
et par une discrète application de la douche me forcent d'appeler l'attention de mes confrères à ce sujet.

10. Affections chroniques des organes de digestion, du foie, de la rate.
Hémorrhoïdes.

L'usage des thermes, surtout à l'intérieur, est contre-indiqué
où il y a des symptômes d'une sécrétion augmentée de mucus
dans l'estomac — un goût amer, une langue chargée, une sensation de plénitude à l'épigastre; tandis qu'ils sont recommand-
ables dans des cas de pure faiblesse de l'appareil digestif
là où — la langue étant pure et l'estomac libre de douleur
et de plénitude — l'appétit est diminué et la digestion manque
d'énergie. Elles n'agissent pas alors en purgatif, mais règlent
les garderobes et augmentent l'appétit. La dyspepsie d'origine

métallique doit être signalée ici comme une des maladies dans lesquelles les eaux se montrent d'une souveraine vertu. J'ai déjà parlé de leurs effets dans les affections gastriques de nature dartreuse.

Dans les affections chroniques du foie et de la rate on en retire de grands avantages, et j'ai vu d'assez forts gonflemens de ces organes céder à l'usage des eaux, surtout quand il leur fut ajouté quelque sel apéritif à des intervalles plus ou moins grands. Quoiqu'en général les thermes ne puissent pas rivaliser avec quelques autres sources vantées à juste titre dans les affections de ces organes, ils méritent cependant d'être employées où il y a complication avec des dartres ou avec le rhumatisme ou la goutte. C'est là surtout que j'ai observé des guérisons fort heureuses.

Dans les *hémorrhoïdes* les eaux ont été préconisées depuis leur première administration en boisson. Comme elles partagent cette renommée avec une foule d'autres sources minérales, il devient nécessaire de spécifier les circonstances, sous lesquelles je suis enduit par mes observations à les recommander dans cette affection. Pour le mal local, j'avoue, que je ne me suis jamais attendu à voir disparaître des tumeurs hémorrhoïdales par les eaux, et que j'étais assez content d'avoir réussi à ramollir les tumeurs endurcies et à en réduire le volume. Il me servit à obtenir ce but des bains en entier et de siége d'une température modérée et agréable, des lavemens répétés d'eau sulfureuse et les eaux prises en boisson mêlées de temps à autre avec de petites doses de sulfate de soude ou de magnésie. J'ai considéré la combinaison intercurrente avec un sel apéritif comme étant indispensable dans le traitement des hémorrhoïdes qui pour la plupart ne sont qu'un symptôme de pléthore abdominale que les sels tendent à diminuer, tandis que l'eau sulfureuse obvie à une relaxation des vaisseaux. Ce n'est pas une hypothèse arbitraire que les thermes agissent en tonique sur les vaisseaux abdominaux; nous sommes forcés d'admettre cette action en observant d'excessives pertes hémorrhoïdales arrêtées ou mitigées par les eaux prises à elles seules. Tant que le flux hémorrhoïdal doit être considéré comme salutaire, il faudra de temps à autre ajouter à l'eau quelque sel apéritif. Mais nous retirerons de grands avantages de l'eau sulfureuse pure prise en boisson chez des malades affaiblis par des pertes de sang abondantes — en général s'il y a une anémie qui engendre l'hémorrhagie ou qui en est la suite. J'ai donné mes soins à quelques malades, qui par des eaux minérales apéritives avaient gagné de fluentes hémorrhoïdes qui les soulageaient d'abord grandement, mais qui, devenues ensuite surabondantes avaient fini par provoquer une anémie. Les pertes de sang étant diminuées ou arrêtées par l'emploi des thermes d'Aix-la-Chapelle, l'anémie qui n'en était que la suite cessa et les malades reprirent des forces et se portaient passablement bien pour assez longtemps après. Dans de tels cas on fait bien de renoncer à l'espoir d'effectuer une cure parfaite et solide. Car à part que le mal est d'ordinaire très ancien au moment que les malades viennent ici, on ne les trouvera que très rarement prêts ou à même d'éviter ce qui cause le plus fréquemment la pléthore abdominale et les hémorrhoïdes, savoir une vie sédentaire et la bonne chère. Aussi mes malades se trouvaient quelques années plus tard de nouveau gênés par les hémorrhoïdes et rétournaient à Aix-la-Chapelle, où je leur fis prendre cette fois-ci l'eau sulfureuse mêlée avec des sels apéritifs, ou ils allaient prendre quelque source minérale apéritive.

Les eaux d'Aix-la-Chapelle sont contre-indiquées, s'il y a complication avec des congestions actives vers la tête.

11. Affections chroniques des organes génito-urinaires.

Les eaux se montrent d'une grande efficacité dans le catarrhe chronique de la vessie, pourvu qu'il n'y ait pas de complication surtout avec de l'inflammation et qu'il n'y ait d'autre altération organique, que celle de la membrane muqueuse qui constitue le catarrhe chronique. Elles sont également éprouvées dans le rhumatisme de la vessie, et dans des affections rhumatismales et catarrhales des reins. Leur action sur la composition chimique des urines est reconnue, et j'ai eu mainte fois l'occasion d'observer la quantité d'acide urique diminuer après une courte durée du traitement. Certes, les thermes ne sont pas assez puissans à dissoudre des calculs formés d'acide urique, mais ayant vu quelquefois de petits calculs de la grandeur d'un pois ou d'une fève passer par le canal pendant l'emploi des eaux, après quoi les malades restaient quittes de ces formations pour un assez longtemps, je me crois en droit d'admettre qu'elles peuvent arrêter la tendance à des concrétions d'acide urique. Le rapport qui est reconnu d'exister entre la diathèse urique et la goutte, peut expliquer en partie les avantages que les goutteux retirent des thermes d'Aix-la-Chapelle.

D'incontinence d'urine en suite de paralysie j'ai vu plusieurs cas. Chez ceux qui en furent guéris, la paralysie était de nature rhumatismale, mais il s'est trouvé aussi une paralysie causée par une affection de la moëlle épinière, dont j'ai fait mention plus haut. Dans un cas d'incontinence d'urine, que je vais relater, je préfère le laisser au libre arbitre du lecteur de s'expliquer la nature du mal et l'action des eaux.

Obs. XVII. Le Baron de *, Prussien, avait souffert d'une gonorrhée des plus tenaces qui ne fut arrêtée qu'après avoir duré très longtemps. Mais il en restait une telle faiblesse et irritabilité du col de la vessie, qu'en marchant il ne pouvait retenir l'urine pour plus de dix minutes et qu'étant couché il était forcé d'uriner presque à chaque heure. Il était allé à Graefenberg, et s'était soumis au traitement hydrothérapeutique du feu Priessnitz pour neuf mois. Mais ni ce traitement, ni une cure mercurielle que Graefe à Berlin le fit subir après, purent améliorer son état. Enfin il fut envoyé à Aix-la-Chapelle, où il arriva au mois de septembre 184*. Les urines ne pouvaient être retenues pour plus de dix minutes, et elles passaient alors en petite quantité. Il n'y avait pas de rétrécissemens du canal, la sonde passa sans difficulté. La membrane muqueuse du canal ne fit pas sortir de mucus. Les urines étaient claires. La prostate était libre. Ni le périnée ni la région suspubienne n'offraient rien d'abnorme. Le malade se trouvait très affaibli, et m'assura d'être très maigri en suite des traitemens multiples et sevères qu'il avait subis dernièrement. Le malade avait à peine bu les eaux pour une quinzaine, lorsqu'il se montra une crise par une sécrétion muco-purulente sortante du canal. Celle-ci continuait pendant trois semaines, au bout desquelles elle cessa complètement. Ce fut pendant cet espace de temps, que la faiblesse et l'irritabilité du col de la vessie s'étaient graduellement diminuées, et l'usage des eaux continué pour trois semaines de plus suffirent à amener une guérison parfaite. Il restait jusqu'en juillet de l'année suivante dans une maison de campagne d'un de ses parens près d'Aix-la-Chapelle et allant l'y voir de temps à autre, je pouvais m'assurer de sa parfaite santé. Quoiqu'en s'adonnant aux plaisirs de la chasse il s'exposât à toutes les vicissitudes du temps pendant l'hiver et nonobstant une manière de vivre pas trop regulière, il ne se montrait pas de rechute.

Les thermes ne sont pas indiqués dans la *gonorrhée*, ni aiguë ni chronique, mais ils m'ont rendu de grands services dans des gonflemens des testicules et dans des rhumatismes articulaires survenus aux gonorrhées.

Pour les affections chroniques des organes de génération de la *femme*, j'en ai vu bon nombre céder à l'usage des eaux, savoir des engorgemens du col utérin, des fleurs blanches, la rétention et l'insuffisance des règles avec le caractère de faiblesse. Dans ces dernières affections, les fleurs blanches et les aménorrhées, les thermes agissent en véritable tonique. D'après les circonstances données les eaux furent prises tant en boisson qu'en bains ou ne furent employées qu'à l'extérieur; le bain de vapeur local et la douche ascendante furent mis en usage dans plusieurs cas, et les douches ordinaires dirigées vers l'épine dorsale et sur l'abdomen se montraient également très efficaces. Les malades en arrivant ici sont en général plus ou moins irritées par les fatigues du voyage, et il y a une tendance à l'inflammation. C'est ce que l'on doit considérer, car si l'on voulait brusquer la cure, on ferait du tort aux malades, qui au commencement ne supportent qu'un traitement calmant. Il est prudent de ne pas faire commencer avec l'usage interne et les douches, et de ne préscrire du premier abord que les bains simples ou l'application locale des vapeurs. Plus tard s'il n'y a plus lieu de craindre une inflammation on peut avoir recours à l'usage interne de l'eau et aux douches.

12. La scrofule.

Les eaux sont douées de toutes les qualités nécessaires à un médicament antiscrofuleux. Augmentant la vitalité de la peau, animant la circulation, fortifiant les systèmes musculaire et nerveux, assistant la digestion et accélérant le changement du tissu organique, elles exercent une influence salutaire sur des glandes endurcies, sur des tumeurs et ulcères scrofuleux et dans des maladies de la peau et des membranes muqueuses d'origine scrofuleuse. Les malades que j'avais à soigner, furent libérés du mal local en mésure que leur santé générale s'améliorait par les thermes. Je les ai essayés aussi dans plusieurs affections des os, mais je dois avouer n'y pas avoir obtenu des résultats très-brillans. Dans deux cas de périostite chronique, cependant, affectant des individus scrofuleux, il fut acquis une guérison parfaite. Mais j'ai des raisons à admettre que chez ces deux malades la périostite était plutôt de nature rhumatismale.

13. Cachexies métalliques.

Les eaux ne peuvent pas être considérées comme un antidote aux effets délétères d'un empoisonnement par de fortes doses de mercure ou de plomb; mais elles méritent d'être signalées comme remède souverain aux cachexies métalliques provoquées par un contact prolongé avec quelconque de ces deux métaux ou par leur emploi médical mal réglé. Des personnes plus ou moins sérieusement malades soit pour avoir vécu dans une athmosphère imprégnée de poussière de plomb ou pour avoir bu de l'eau empoisonnée par ce métal, viennent assez souvent chercher leur guérison ici; et chaque saison nous amène quantité de malades souffrant des suites du mercure pris d'une manière irrégulière.

Les symptômes que j'ai vus chez des malades venant ici pour se faire guérir des suites d'un empoisonnement saturnin, étaient: une digestion tardive avec manque d'appétit et goût métallique, et une paralysie des extrémités supérieures avec ou sans affection des organes de digestion. Chez deux malades j'observais une tendance à des bronchites. Plusieurs étaient disposés à des coliques. Tous ces malades étaient très amaigris. L'eau administrée à l'intérieur était généralement bien supportée. L'emploi externevariait d'après l'état du malade; dans les coliques les bains sulfureux simples, dans les paralysies les bains à douches avaient la préférence. Jusqu'à présent je n'y ai jamais employé les bains de vapeur, mais je crois qu'il y a des cas, dans lesquels ils pourraient être utiles. Les effets des eaux étaient quelquefois si grands que les malades et moi en furent également étonnés. J'en pourrais citer plusieurs exemples, mais comme la marche de la guérison n'offrait rien d'extraordinaire et ne laissait observer qu'une amélioration graduelle ininterrompue par des phénomènes remarquables, je peux d'autant mieux m'en dispenser, que les vertus de ces eaux dans cette maladie sont généralement connues.

Un traitement mercuriel trop prolongé, un manque de soin, des froids surtout auxquels le malade s'est exposé pendant la médication, peuvent entraîner des suites assez graves. Celles que j'ai observées parmi les baigneurs étaient des ulcérations aux gencives, à la langue et à la gorge, des dyspepsies, des affections cutanées, des névralgies, des peines nocturnes aux os et des paralysies. On peut d'autant plus éspérer une guérison par les eaux, s'il n'y a pas de complication; mais dans un cas compliqué même la cure est rendue plus facile par les eaux, parce qu'elles enlèvent le mercurialisme qui, tant qu'il existe, est un obstacle invincible à tout traitement que l'on puisse opposer aux maladies coëxistantes. La guérison est très rarement marquée par des symptômes fébriles; presque tous les malades se trouvent sensiblement mieux peu de temps après avoir commencé à prendre les eaux, et dès que l'amélioration s'est une fois montrée elle ne cesse de marcher d'un pas ferme vers la complète guérison. Chez quelques malades il se présente tout d'un coup une salivation critique.

Obs. XVIII. M. —, officier dans l'armée russe, agé de 43 ans, fut soigné par moi en 184*. Il y avait deux ans de là, qu'il avait pris de fortes doses de mercure pour une affection syphilitique sans qu'il fût restreint à un propre régime. Par un froid qu'il avait pris pendant qu'il était sous l'influence du mercure, il avait contracté une parésie du bras droit, qui résistait à tout traitement qu'on lui avait opposé depuis. Je trouvai le bras amaigri. Les différens mouvemens n'en étaient pas complètement abolis, mais très diminués et ne se faisaient qu'avec difficulté. L'avant-bras était dans un état de demi-flexion. Tous les mouvemens, surtout la supination, ne se firent qu'en tremblant. Il est vrai que le malade pouvait encore écrire quelques lignes, mais ce ne fut possible qu'en appuyant fortement la main tremblante sur le papier. L'état de santé général du malade, qui du reste avait une constitution très robuste, était bon, l'appareil digestif fonctionnait bien, et il ne se montra pas de congestions vers la tête. Il commença à boire et à baigner le 30 juillet. Ayant alterné avec des bains simples et de vapeur jusqu'au 16 août, il se montra tout d'un coup sans prodrome une salivation des plus abondantes avec des ulcérations légères aux gencives. La salivation ayant duré dans toute sa force pendant quatre jours, elle s'abaissait lentement et au bout de dix jours il n'en restait plus de traces. Le malade n'avait pas été autant tourmenté par la salivation que par une soif ardente. Mais l'incident le plus intéressant et le plus heureux en même temps était que dès la première entrée de la salivation un accroissement de mo-tilité du bras était perceptible. Celle-ci s'augmentait de jour en jour, et lorsque la salivation avait cessé, il put remuer le bras en chaque direction, quoiqu'il le sentît encore faible. Durant la salivation il avait gardé la chambre et ne faisait usage des eaux que pour gargariser et pour rincer la bouche. C'est peut-être à ce procédé que l'on pouvait attribuer le peu d'ulcération aux gencives qui ne devint jamais si grande qu'on aurait dû l'attendre d'une aussi forte salivation. Il reprit l'usage des eaux le 28 août. Les bains à douche auxquels il eut alors recours, contribuaient beaucoup à fortifier le bras. Au bout de huit jours le malade était si bien rétabli qu'il pouvait écrire sans trembler et même se faire la barbe. Il partit le 10 septembre.

Chez toutes les personnes souffrant en suite de mercure il est essentiel d'activer la transpiration et c'est pour cela que je leur fais prendre presque à tous des bains de vapeur sans cependant négliger les autres moyens curatifs à notre disposition. Ces malades, d'ordinaire, supportent les eaux très bien même en forte dose; les plus fortes doses en furent données et continuées pour le plus longtemps dans le cas suivant d'une hypertrophie de la langue très douloureuse d'origine mercurielle.

Obs. XX. M. —, rentier Anglais, agé de 36 ans, d'une constitution très-forte, avait pris des doses immenses de mercure pour une affection syphilitique qu'il avait gagnée avant douze ans. L'affection s'était passée, mais la salivation avait laissé un gonflement de la langue des plus douloureux. Malheureusement cette affection fut considerée comme étant de nature syphilitique, et le malade fut soumis à des traitemens mercuriels répétés, qui ne faisaient qu'empirer son état. A son arrivée le 11 juillet 185* je lui trouvai la langue très-épaisse et les bords montraient des empreintes des dents. Il était tourmenté par des douleurs atroces à la langue, qui à son dire ne l'avaient jamais quitté pour plus d'une heure depuis plusieurs années. La digestion et l'appétit étaient bons. Le malade était accablé de son malheureux état et ne pensait à autre chose qu'à son mal, à l'origine de son infirmité et aux remèdes par lesquels on avait essayé de la combattre. Il fut avisé de boire de l'eau sulfureuse, de prendre des bains simples et de vapeur. La dose d'eau à prendre à l'intérieur fut graduellement portée à à-peu-près deux litres, mais du moment que le malade commençait à s'apercevoir d'un changement en mieux, il augmenta sa ration de son chef, et il fallait de sérieuses remontrances de ma part pour l'en détourner. Le soulagement faisait des progrès constans mais lents, et le malade était assez persévérant à continuer l'usage des eaux jusqu'à ce que toutes les restes du mal avaient disparu. Le traitement qui ne fut interrompu que par quelques excursions que je lui fis faire, fut poursuivi jusqu'en mai de l'année suivante, où il se trouvait parfaitement bien. Le nombre des bains sulfureux simples pris durant le traitement était de cent quarante sept, et celui des bains de vapeur de soixante et onze. Il est bien heureux que peu de malades aient besoin d'un aussi long traitement, car il ne se trouvera pas très souvent une si grande persévérance que celle du malade précité.

14. Les maladies syphilitiques.

Les thermes d'Aix-la-Chapelle ont été célébrés pour les affections syphilitiques secondaires et tertiaires; mais je ne peux les recommander que sous de certaines conditions. Je partage entièrement l'opinion d'autres observateurs que les eaux ne sont d'aucun avantage dans la syphilis à elle-même, mais qu'elles portent infiniment du bien à des infirmités d'origine syphilitique qui ont resisté à l'usage répété du mercure ou s'en sont même aggravées. Il paraît que quelques formes de syphilis et quelques constitutions ne tolèrent pas du tout le mercure, ensuite il est presque généralement reconnu, que ces affections mêmes pour lesquelles le mercure proprement appliqué constitue un remède, se trouvent très mal d'une mauvaise manière de l'employer ou s'empirent par la négligence des malades pendant le traitement. On doit surtout accuser le froid auquel ils s'exposent, comme la source des souffrances sérieuses et tenaces qui ne suivent que trop souvent un traitement mercuriel. Ces souffrances deviennent d'autant plus graves, quand le médecin, au lieu d'abandonner le mercure, persiste à en continuer l'administration. C'est alors que la maladie se montre très souvent sous de tels symptômes que le diagnostic devient chancelant quand il s'agit de décider si l'on a affaire à la syphilis ou à une affection mercurielle. Ce sont précisément les cas pour les eaux d'Aix-la-Chapelle, et ce n'est que pour leur efficacité sous de telles circonstances qu'elles ont gagné leur réputation dans la syphilis. Car en détruisant ici les effets du mercure elles achèvent la cure si la syphilis est déjà éteinte, ou font paraître celle-ci sous des symptômes non équivoques, s'il y a encore du virus latent.

Le moindre avantage à retirer des eaux est ainsi un diagnostic plus assuré, et cet avantage est très-réel. Car si nous sommes en doute, si le mal est de nature syphilitique ou d'origine mercurielle, nous n'avons qu'à soumettre le malade au traitement thermal, lui faire boire de l'eau sulfureuse et prendre des bains simples ou de vapeur; et nous serons bientôt au clair. Si le mal est tout purement mercuriel, nous verrons bientôt un changement en mieux et l'amélioration ne s'arrêtera pas moitié chemin, mais continuera sa marche jusqu'à la guérison complète. Au contraire quand la syphilis n'est pas encore éteinte, l'amélioration qui s'est montrée d'abord fera tout d'un coup une halte et le mal restera ou stationnaire ou paraîtra même plus grave après quelques jours. Or cette halte, surtout quand elle est suivie d'une aggravation des symptômes, est une indication directe d'un nouveau traitement antisyphilitique à faire. Avant de connaître les vertus antisyphilitiques de l'iodure de potassium on était obligé de soumettre les malades dès que le diagnostic du mal fut établi à un nouveau traitement mercuriel. Depuis que l'iodure de potassium est entré dans les rangs des médicamens antisyphilitiques, j'ai presque toujours eu recours à celui-ci, si je voyais que les eaux à elles seules ne pouvaient pas triompher du mal. L'iodure de potassium est à lui seul un médicament très-puissant dans la syphilis, mais il devient beaucoup plus puissant par sa combinaison avec les eaux d'Aix-la-Chapelle. J'ai vu un *grand* nombre de malades qui l'ayant pris en fortes doses avant de venir à Aix-la-Chapelle, n'en avaient retiré ou aucun ou un avantage passager seulement, et qui furent complètement et solidement guéris par l'usage combiné des eaux et de l'iodure de potassium en petite dose. En général j'en fais prendre deux à trois fois par jour 20 à 25 centigrammes dans environ un quart de litre d'eau sulfureuse. Ce mélange est bien supporté, et je n'ai presque pas trouvé de malades qui en eussent été incommodés. Les affections des membranes muqueuses du nez et de la gorge autrement observées après l'usage de l'iode, ne se voient guère, si ce médicament est administré avec l'eau sulfureuse. Je puis signaler les effets obtenus de cette médication comme étant des plus brillans, et j'espère que le lecteur me saura bon gré de ce que je vais lui en donner quelques exemples.

Obs. XXI. M. *, chirurgien, attaché à un vaisseau de guerre —ais, stationné alors dans les Indes orientales, attrapa un ulcère primaire en 184*. Il prit du mercure, mais avant que la cure ne fût achevée, le vaisseau fit voile, et le malade désirant cacher son état, ne pouvait continuer le traitement que très-irregulièrement. Une roséole syphilitique ne tarda pas à paraître au bout de quelques semaines. A son retour en Europe il subit un traitement mercuriel plus régulier. La roséole disparut, mais quelques mois plus tard le malade fut effrayé par l'apparition d'une exostose au tibia gauche, accompagnée de douleurs nocturnes. Il se mit alors à prendre l'iodure de potassium et fut bientôt quitte de la tumeur et de ses peines. Mais un an après le mal fit une rechute, l'exostose reparut avec des douleurs plus fortes qu'auparavant. Cette fois-ci l'iodure de potassium ne lui porta que très-peu de soulagement, ce qui l'engagea à prendre un congé pour aller à Aix-la-Chapelle. Après avoir pris les eaux pour une quinzaine sans s'en trouver mieux il vint me consulter. Sa mine malade trahissait la grandeur de ses souffrances. Il était continuellement tourmenté par des douleurs au tibia gauche et au coude droit, gagnant d'intensité vers la nuit à devenir insupportables. Au tibia gauche je trouvai une exostose ressemblant en forme et en grandeur à un oeuf de pigeon. Du reste, l'appétit était bon, la digestion en règle, la circulation normale. Je l'avisais de prendre 75 centigrammes d'iodure de potassium par jour, divisés en trois prises à mettre chacune dans un verre d'eau sulfureuse, et des bains de vapeur alternant avec des bains

simples. Il avait à peine suivi ce traitement pendant cinq jours,
qu'il sentit ses douleurs s'amoindrir. Continuant le traitement,
l'amélioration fit constamment des progrès, et se voyant enfin
libre de ses douleurs et de l'exostose du tibia, il partit après
trois semaines en parfaite santé. J'ai eu de ses nouvelles il y
a à peu-près un an; sa santé ne fut plus troublée depuis qu'il
a quitté Aix-la-Chapelle.

Obs. XXII. M. *, propriétaire Anglais, agé de 32 ans,
d'une constitution vigoureuse, avait souffert depuis longtemps
de plusieurs symptômes de syphilis constitutionelle, et avait pris
en vain d'abord du mercure et plus tard de fortes doses d'iodure de potassium. Il arriva ici le 4 octobre 184*. La tête
était presque entièrement chauve; presque toute la surface du
crâne était couverte d'épaisses croûtes d'un gris noirâtre ayant
la forme de valves d'huitre, ne laissant que très-peu de petits
interstices entre elles. Il suintait des bords des croûtes un liquide jaunâtre rendant une odeur des plus offensives. C'était
un rupia syphilitique des mieux caractérisés. A l'extrémité
inférieure du tibia gauche il y avait une exostose de la grandeur d'une forte amande, dont émanaient d'assez violentes douleurs nocturnes. Au dire du malade il avait perdu beaucoup de force. La digestion était bonne, l'appétit excellent,
la circulation normale. Il fut préscrit d'iodure de potassium
0,25 gr., à prendre trois fois par jour cette dose dans un
quart de litre d'eau sulfureuse, en outre plusieurs verres
d'eau thermale pure pendant la journée. Des bains de vapeur
alternaient avec des bains simples. Des compresses trempées
dans de l'eau thermale furent appliquées sur les ulcérations
pendant plusieurs heures durant la journée. Dans les intervalles celles-ci furent couvertes de plumasseaux enduits de
cérat. Ce traitement était suivi d'un résultat favorable et
prompt, car huit jours après les douleurs nocturnes cessèrent.
Les croûtes s'étant détachées complètement en moins de quinze
jours laissaient voir des ulcères superficiels presque confluens,
occupant presque toute la surface supérieure du crâne, mon-
trant une base grisâtre inerte sans granulations, sécrétant un

liquide séro-sanieux. Depuis ce temps on pouvait s'apercevoir d'un changement en mieux gagnant du terrain presque chaque jour. La base des ulcères prenait graduellement un aspect plus vif, la sécrétion en devenait de plus en plus saine, et les progrès étaient si rapides que le malade pouvait partir le 2 décembre parfaitement guéri. Quoique se portant tout-à-fait bien il retourna à Aix-la-Chapelle au mois de juin de l'année suivante, croyant devoir consolider la cure par un emploi répété des eaux. Cette fois-ci aucun autre médicament ne fut administré sauf les thermes qu'il prenait pendant un mois entier. Le cours de ce traitement ne fut nullement troublé. Ce n'est que peu de mois que j'ai reçu des nouvelles de M. *, qui affirment que pendant les années passées depuis il a constamment joui d'une parfaite santé.

Je pourrais citer un grand nombre de cas pareils guéris par le même traitement; mais il suffira de dire que l'iodure de potassium employé avec ces thermes m'a réussi dans des affections syphilitiques du sternum, des côtes, des os des bras, du tibia, du crâne, dans quelques cas d'irite chronique d'origine syphilitique et dans des syphilides plus ou moins répandues, n'importe sous quelle forme elles se fussent présentées. La plupart des personnes tellement affectées avaient pris l'iodure de potassium avant de venir à Aix-la-Chapelle et n'en avaient obtenu qu'un succès incomplet.

Ce n'est que dans très-peu de cas que ce traitement m'ait fait défaut, et que je fusse obligé d'avoir recours à d'autres moyens, desquels je peux signaler la décoction de Zittmann comme étant des plus efficaces.

CHAPITRE IV.

Contre-indications des thermes d'Aix-la-Chapelle.

Ayant déjà parlé en divers lieux de ce traité des différens états morbides dans lesquels les eaux me semblent être nuisibles, je peux être très-court en traitant des contre-indications.

L'emploi interne est en général contre-indiqué par les états suivans:

1) les fièvres; 2) les maladies inflammatoires aiguës; 3) la pléthore générale; 4) les congestions actives vers le cerveau, vers les poumons; 5) les tubercules; 6) les maladies du coeur, quelques cas d'atrophie exceptés; 7) l'anévrisme; 8) les hémorrhagies; 9) le gastricisme et en général la gastrite chronique; 10) la cardialgie et les coliques; 11) les dévoiemens récemment nés; 12) la grossesse.

Les *bains* sont à éviter dans:

1) des fièvres; 2) des inflammations aiguës; 3) des tubercules des poumons et des hémorrhagies de cet organe; 4) l'anévrisme; 5) des cas d'excessive faiblesse; 6) le gastricisme; 7) les hémorrhagies.

L'*hydropisie* défend l'usage des bains simples; dans quelques cas j'ai retiré des avantages des bains de vapeur. On a recommandé l'eau en boisson dans cette maladie; pour ma part je ne fus jamais tenté de l'essayer.

L'*écoulement mensuel* ne permet l'emploi des eaux en boisson que dans des cas d'anémie; les bains ne sont permis durant cette époque que quand il s'agit d'augmenter la sécrétion.

La *grossesse* ne me paraît permettre les bains tièdes d'eau sulfureuse qu'après le septième mois.

Dans la *pléthore* et dans des congestions *actives* il faut renoncer aux bains de vapeur et aux douches; mais les bains tièdes peuvent être quelquefois utiles, pourvu qu'ils soient pris avec précaution. On conseille à des personnes sujettes à des congestions vers la tête de couvrir celle-ci avec des compresses trempées dans de l'eau froide pendant qu'elles sont au bain. S'il y a lieu de craindre qu'il ne survienne des congestions vers la tête pendant le traitement thermal, il est prudent de les prévenir par les moyens connus, avant de commencer les eaux.

Imprimerie de C. H. Müller à Aix-la-Chapelle.

E r r a t a.

P. L.

P.	L.			
1	1	au lieu de: alkalines . . . . . . *lisez:*	alcalines.
	9	„ „ „ alkaline . . . . . . „	alcaline.
12	2	„ „ „ les . . . . „	des.
25	11	„ „ „ d'une . . . . . . „	d'un.
29	16		
30	29	„ „ „ digestives . . . . „	de digestion.
33	4	„ „ „ tentatifs infructueux „	tentatives infructueuses.
34	17	„ „ „ **la plupart** . . . . „	**plusieurs.**
36	5	„ „ „ diminuées . . . . „	diminués.
40	11	„ „ „ le . . . . „	la.
41	22	„ „ „ profités . . . . . „	profité.
42	9	„ „ „ du digastrique et du mylo-hyoïdien „	des digastriques et des mylo-hyoïdiens.
47	29	„ „ „ des . . . . „	de.
55	29	„ „ „ VI . . . . „	IV.
56	29	„ „ „ d'être . . . . . . „	être.
67	30	„ „ „ elles . . . . . . „	ils.
71	1	„ „ „ d'être . . . . . . „	être.
	9	„ „ „ suffirent . . . . . „	suffit.
75	15	„ „ „ XX . . . . „	XIX.
78	9	„ „ „ XXI . . . . . . „	XX.
79	8	„ „ „ XXII . . . . . . „	XXI.